Luisa Bleich
Joost Schmidt

5 MINUTEN VOR DEM TOD

DREI NEUE **TRUE-CRIME**-STORYS
ZUM MITERMITTELN UND REINHÖREN

INHALTSVERZEICHNIS

VORWORT

Jeder Mensch kann zum Mörder werden, das hat uns einmal ein forensischer Psychiater im Rahmen eines Interviews erklärt. Mordlust, Habgier, Heimtücke, Rache oder Eifersucht – die Gründe dafür können vielfältig sein und kein Fall ist wie der andere. Das zeigen auch die Geschichten in diesem Buch. Wobei Geschichten vielleicht das falsche Wort dafür ist. Denn die Verbrechen, um die es auf den kommenden Seiten geht, sind wirklich passiert. Die Fakten und Hintergründe dafür haben wir sorgfältig recherchiert.

Mit der Recherche von echten Fällen kennen wir uns mittlerweile sehr gut aus. Das Thema *True Crime* beschäftigt uns seit anderthalb Jahren. So lange gibt es schon unseren Podcast – „5 Minuten vor dem Tod – der DASDING Kriminalpodcast“. Angefangen hat alles in Joosts Wohnzimmer, an einem Abend im Januar 2020. Es folgten zahlreiche Aufnahmesessions, Nächte, in denen mehr recherchiert und geschnitten als geschlafen wurde – und die Erkenntnis, dass so ein Podcast neben Studium und Job (Luisa) bzw. Vollzeitjob (Joost) doch ein sehr zeitaufwändiges Hobby ist. Aber die Mühe hat sich gelohnt. Ende des Jahres konnten wir unser Hobby nämlich zum Beruf machen.

Im Laufe der Zeit haben wir uns dementsprechend schon durch zahlreiche Urteile gewälzt, mit Anwälten und Betroffenen geredet und die Archive und Datenbanken von Zeitungen und Rundfunkangeboten durchstöbert. Wir hatten Tatortreiniger, Polizisten, Rechtsmedizinerinnen, Psychiater und zahlreiche andere Interviewpartner zu Gast. Wie gesagt: Mit Recherche kennen wir uns mittlerweile aus.

Auch in diesem Buch steckt wochenlange Recherchearbeit. Wir haben nicht nur für die Fälle die jeweiligen Urteile gelesen, sondern uns für den an jeden Fall anschließenden Rätselpart die Polizeiliche Kriminalstatistik von 2019 genauer angeschaut. In welcher deutschen Stadt ist es am gefährlichsten? Wo werden die meisten Handtaschen geklaut? Wie viele Morde sind 2019 in Deutschland passiert? Und so weiter, und so weiter.

Für das Jahr 2019 haben wir uns dabei entschieden, weil 2020 doch alles etwas anders war als sonst: Corona hat sämtliche Lebensbereiche verändert. Das zeigt sich auch an der Kriminalstatistik. In Baden-Württemberg wurden zum Beispiel weniger Einbrüche verzeichnet.

Und weil dieses Buch nicht nur ein einfaches Buch ist, sondern ein Bookcast, könnt ihr uns auch immer mal wieder zuhören, in exklusiven Podcast-Folgen. Über die QR-Codes, die im Buch verteilt sind, kommt ihr zu den Audio-Dateien, die mit Rätseln und noch mehr Hintergrundwissen für Euch gefüllt sind.

Jetzt wünschen wir euch gute Unterhaltung – beim Lesen, Mitermitteln und Reinhören!

Luisa & Joost

DISCLAIMER

Auch wenn wir uns große Mühe gegeben haben, die Fälle für die Geschichten so authentisch wie möglich aufzuarbeiten, ist an der einen oder anderen Stelle auch immer ein Teil Fiktion dabei. So haben wir beispielsweise Ermittlerteams ins Leben gerufen, um die Polizeiarbeit, die hinter den einzelnen Fällen steckt, zu verdeutlichen. Das vereinfacht den Lesefluss, da sich die Fälle so wirklich wie eine Geschichte lesen lassen.

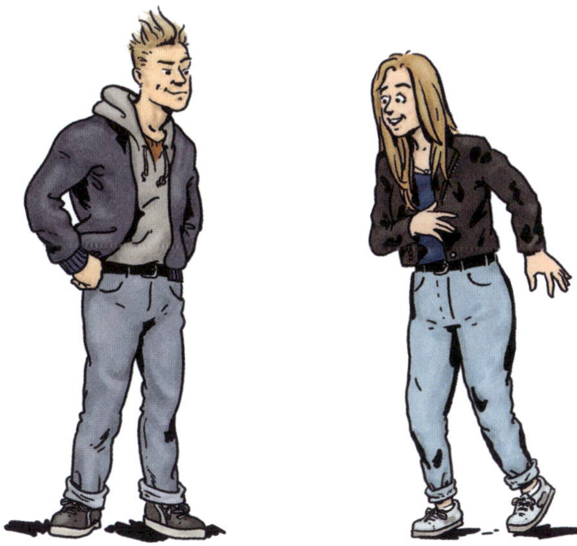

MORD IN DER ALTEN MÜHLE

DIENSTAG, 31-12-1985

MORENHOVEN, NRW

Nur noch eine halbe Stunde bis Mitternacht. Aus dem Dorf hörte man bereits das Knallen von ersten Raketen. Sie warf einen Blick auf Charly, der in seinem Hundekorb auf dem Beifahrersitz ängstlich zitterte. Wenn sie noch vor dem großen Feuerwerk zu Hause sein wollte, musste sie sich beeilen. Aber da tauchte in der Ferne auch schon die Burg auf. Die Burg mit der alten Mühle daneben.

Die Mühle war ein echter Glücksgriff gewesen. Etwas abseits vom Dorf hatte sie hier genug Platz für sich und ihre Tiere. Die Tiere. Sie bereute es, dass sie sich von Ulrich dazu hatte überreden lassen, den Jahreswechsel in einem Restaurant zu verbringen. Bisher hatte sie den Silvesterabend immer alleine zu Hause verbracht, um auf ihre Tiere aufpassen zu können.

In Gedanken vertieft setzte sie den Blinker und bog auf den Schotterweg ein, der von der Straße zum Burggelände führte. Schwungvoll parkte sie ihren Wagen auf dem Hof vor der Mühle. Dann nahm sie ihre Tasche und öffnete Charly die Beifahrertür. In Anbetracht der vertrauten Umgebung schien es dem kleinen Hund schon wieder besser zu gehen. Schwanzwedelnd sprang er aus dem Wagen und folgte ihr in Richtung Haustür. Auf dem Weg dorthin schaute sich Regina noch einmal um. Das gesamte Anwesen lag dunkel und verlassen da. Der Burgherr schien wohl ebenfalls ausgegangen zu sein. Dann suchte sie in ihrer Tasche nach dem Haustürschlüssel. Sie steckte den Schlüssel ins Schloss und öffnete die Tür. Sie ging einige Schritte in den Flur, bedacht, dabei nicht über Charly zu fallen, und drückte den Lichtschalter. Doch es passierte - nichts. Der Gang blieb dunkel. Bevor sie es noch einmal versuchen konnte, nahm sie aus den Augenwinkeln eine Bewegung wahr. Dieser folgte ein harter Schlag gegen den Kopf. Sie versuchte sich zu wehren, aber gegen ihren unsichtbaren Angreifer hatte sie keine Chance. Kurz darauf wurde alles schwarz.

SONNTAG, 21-01-2007

SWISSTAL, NRW

Verschlafen dreht sich Isabel noch einmal im Bett um. Der erste freie Sonntag in vier Wochen! Das hat sie gestern Abend noch gebührend gefeiert und zusammen mit ihrer besten Freundin zwei Flaschen Wein geleert. Ein Blick auf den Wecker verrät ihr jetzt, dass es gerade mal 7 Uhr ist. Komisch. Normalerweise wurde sie morgens nicht so einfach von alleine wach. Und schon gar nicht, wenn es am Abend zuvor spät geworden war. Mit einem schrillen Klingeln meldet sich jetzt auch ihr Handy zu Wort. Isabel ist sofort hellwach. Sie richtet sich im Bett auf, klappt das Handy auf und meldet sich: „Theissen?" – „Isabel! Endlich gehst du mal ran! Ich versuch schon seit 'ner halben Stunde, dich zu erreichen!" Die Stimme am anderen Ende der Leitung kann Isabel eindeutig ihrem Kollegen Tarek zuordnen. Und damit war auch geklärt, was Isabel geweckt hatte: Das Display zeigt ihr fünf Anrufe in Abwesenheit an. Alle in der letzten halben Stunde. Mist! Sie musste einen wahnsinnig tiefen Schlaf gehabt haben. „Dir auch einen schönen guten Morgen", antwortet Isabel gähnend. „Und zu meiner Verteidigung: Ich hab heute frei und sicher nicht damit gerechnet, dass du mich um 7 Uhr morgens aus dem Bett klingelst." – „Sorry", meint Tarek nur. „Die Chefin will aber, dass alle aufs Revier kommen. Wir haben wohl einen neuen Fall."

Nachdem sie das Telefonat beendet hat, springt Isabel hastig aus dem Bett. Keine gute Idee. Denn jetzt macht sich der Wein bemerkbar. Isabel flucht. Das war mal wieder typisch: Ihr erster freier Tag seit Wochen, und dann sowas. Tarek hat ihr nicht mal sagen können, um was für einen Fall es eigentlich geht. Aber es muss wichtig sein. Umsonst würde ihre Chefin bestimmt nicht alle Kollegen auf dem Revier zusammentrommeln, auch noch an einem Sonntag. Aber es hilft ja alles nichts. Nach einer kurzen Katzenwäsche schlüpft Isabel in ihre Jeans vom Vortag und zieht ein frisches Shirt über. Sie packt ihre Sachen zusammen, spült zur Sicherheit gleich zwei Kopfschmerztabletten mit einem großen Glas Wasser runter und macht sich auf den Weg.

Als Isabel ankommt, ist der Besprechungsraum der Dienststelle schon brechend voll. Über die Köpfe der anderen hinweg erkennt sie Tarek an einem Tisch weiter vorne im Raum. Sie bahnt sich einen Weg an ihren Kollegen vorbei und lässt sich auf dem Stuhl neben ihm fallen. „Hier ist ja die Hölle los", kommentiert Isabel das Geschehen. „Die Chefin meint's wohl wirklich ernst." – „Ja, das scheint echt was Größeres zu sein", meint auch Tarek. „Ich kann mich jedenfalls nicht erinnern, wann die Leute aus der Asservatenkammer das letzte Mal an einem Fall beteiligt waren." Isabel folgt Tareks Blick. Und tatsächlich: Weiter hinten im Raum, etwas abseits von den anderen, stehen fünf Kollegen, die sie bisher immer nur in der Asservatenkammer gesehen hat. Aber noch ehe sie lange überlegen kann, was das zu bedeuten hat, öffnet sich die Tür und ihre Chefin betritt den Raum.

ZWISCHEN DEN JAHREN, 1985

MORENHOVEN, NRW

Müde klappte Regina das letzte Buch zu. Über die Weihnachtsfeiertage hatte sie noch einmal ihre Patientenbücher, die sich über das Jahr angesammelt und gefüllt hatten, kontrolliert und fein säuberlich zu den Büchern der Vorjahre gestellt. Damit waren jetzt all ihre Aufgaben erledigt und sie konnte ihren Urlaub genießen. Seitdem sie vor einigen Jahren ihre Praxis für Heilpraktik eröffnet hatte, nahm sie sich die Weihnachtsfeiertage und die Zeit zwischen den Jahren immer frei. Notfälle behandelte sie zwar trotzdem, aber im Großen und Ganzen nutzte sie die Zeit, um liegengebliebene Aufgaben zu erledigen, das Haus auf Vordermann zu bringen und zu entspannen. Die Zeit zwischen den Jahren war für sie schon immer etwas ganz Besonderes gewesen: Alles war entschleunigt. Keine Termine bestimmten ihren Tagesablauf. Keine Patienten, die ihre Aufmerksamkeit wollten. Sondern nur sie und ihre Tiere. In der Zeit zwischen den Jahren meditierte sie auch öfters. Einige Leute aus dem Dorf hielten sie deswegen für esoterisch. Aber das war ihr egal. Denn nur beim Meditieren konnte sie sich komplett fallen lassen. Für sie war das die beste Methode, um das alte Jahr gehen zu lassen und das neue zu begrüßen. Und die Dorfbewohner waren auch längst nicht mehr so skeptisch wie noch am Anfang. Einige von ihnen nahmen mittlerweile sogar hin und wieder an ihren Meditationskursen teil.

Die Türklingel riss Regina aus ihren Gedanken. Sie warf einen Blick auf die große Standuhr, die gegenüber an der Wand lehnte. Die Uhr war eines der wenigen Dinge gewesen, die sie aus dem Haus ihrer Eltern mitgenommen hatte, nachdem diese gestorben waren. Jetzt stand sie in ihrer Küche und verriet Regina, dass es später war als gedacht. Und zwar viel später! Schon 15 Uhr. Eigentlich hatte sie doch noch duschen wollen, bevor er kam. Aber dafür war es jetzt wohl zu spät. Es klingelte ein zweites Mal. „Ich komme schon", rief sie und ging in Richtung Haustür, an der der Hund schon wie wild kratzte. „Lass das, Charly!", schimpfte sie, schob den Hund energisch zur Seite und öffnete ihrem Gast die Tür.

Kaum war die Tür offen, sprang Charly auch schon an Ulrich hoch. „Woah, Charly! Gut, dass du nicht größer bist, du hättest mich sonst glatt umgeworfen." Lachend nahm Ulrich den fröhlich kläffenden Hund auf den Arm. „Er hat dich vermisst", sagte Regina schmunzelnd. „Und ich hab dich vermisst“, antwortete Ulrich ernst. Er setzte Charly vorsichtig auf dem Boden ab und ging Regina nach in die Wohnung. „Ach komm“, sagte Regina. „Du hattest doch bestimmt eine schöne Zeit bei deinen Eltern über die Feiertage.“ – „Mit dir wäre es schöner gewesen. Ich verstehe einfach nicht, wieso du nicht mitkommen wolltest. Wir sind doch jetzt schon so lange zusammen. Und sie würden dich gerne kennenlernen“, blieb Ulrich beharrlich. „Ach Ulrich, fang bitte nicht schon wieder an. Du weißt doch, ich bin gerne für mich.“ Bevor er etwas erwidern konnte, drehte Regina sich auch schon um und machte sich auf den Weg ins Wohnzimmer. Hier ließ sie sich mit einem behaglichen Seufzen auf die Couch fallen.

Ulrich beschloss, es gut sein zu lassen. Regina konnte manchmal wirklich stur sein, aber er wollte keinen Streit vom Zaun brechen. Nicht, nachdem sie sich fast eine Woche lang nicht gesehen hatten. Er ließ seine Tasche im Gang fallen, zog Schuhe, Jacke und Handschuhe aus und folgte Regina aufs Sofa. „Okay, okay“, sagte er und hob beschwichtigend die Hände. „Ich bin ja schon ruhig. Aber unser Date an Silvester steht, oder?“ Regina seufzte. Silvester. Das hatte sie ja komplett vergessen. Sie hatte gehofft, Silvester wieder, wie in jedem Jahr, alleine zu Hause verbringen zu können. Schon allein wegen der Tiere. Neben Charly besaß sie zwei Katzen, und draußen im Garten stand ein kleiner Stall mit einigen Hühnern und einem Hahn. Aber daraus würde in diesem Jahr wohl nichts werden. Nachdem Ulrich so enttäuscht gewesen war, dass sie die Weihnachtsfeiertage wieder nicht mit ihm und seinen Eltern hatte verbringen wollen, hatte sie sich dazu überreden lassen, wenigstens an Silvester mit ihm auszugehen. Es war nicht so, dass sie nicht gerne Zeit mit ihm verbrachte. Aber an Weihnachten und Silvester war sie einfach lieber allein. Leider hatte Ulrich dafür kein Verständnis. Und jetzt sah er sie so erwartungsvoll an, dass sie es nicht übers Herz brachte, ihm doch noch abzusagen. „Klar“, sagte sie deshalb und zwang sich zu einem Lächeln: „Silvester. Das hab ich dir doch versprochen.“

SONNTAG, 21-01-2007

SWISSTAL, NRW

Das Gemurmel verstummt. Alle Blicke sind jetzt auf Constanze Olthoff, die Revierleiterin, gerichtet. Zielstrebig geht sie auf den Tisch am Anfang des Raumes zu, stellt ihre Aktentasche daneben ab und setzt sich dann schwungvoll darauf. Isabel bewundert – nicht zum ersten Mal –, wie leichtfüßig sich ihre Chefin selbst mit Ende 50 noch bewegte. Leichtfüßigkeit hat Isabel heute nicht zu bieten. Die Kopfschmerztabletten zeigen zwar ihre Wirkung, gegen die Müdigkeit helfen sie aber leider nicht. Nur schwer kann sie ein Gähnen unterdrücken.

Als sie merkt, dass Tarek sie von der Seite spöttisch angrinst, versetzt sie ihm unter dem Tisch einen Tritt. Gerade als Tarek den Mund öffnet, um sich zu beschweren, setzt Constanze Olthoff auch schon zum Reden an. Jetzt ist es an Isabel, spöttisch zu grinsen.

„Kollegen", fängt die Chefin an „Es tut mir leid, dass ich euch so kurzfristig hier einbestellt habe. Wie einige von euch aber bereits wissen, haben wir einen neuen Fall. Es handelt sich dabei um einen Cold Case, einen Mord von 1985. Es gab damals zwar einen Verdächtigen, das Verfahren musste aber aus Mangel an Beweisen eingestellt werden. Den Rest erklärt euch am besten Selma. Selma? Wärst du so gut?" Isabel folgt dem Blick ihrer Chefin ans andere Ende des Raumes. Bei Selma handelt es sich offenbar um eine Mitarbeiterin aus der Asservatenkammer. Jetzt löst sie sich aus der Mitte ihrer Kollegen und macht sich auf den Weg nach vorne. Selma ist eine recht kleine, mollige Frau. Unter ihrem überlangen Pony blitzt ein blaues Augenpaar abenteuerlustig hervor. Isabel ist sie auf Anhieb sympathisch.

Vorne angekommen postiert sich Selma neben Constanze Olthoff und wendet sich dem Rest des Teams zu. „Die meisten von euch werden mich schon kennen. Ich bin Selma Petrovic und Leiterin unserer Asservatenkammer. Wie ihr vielleicht wisst, untersuchen wir in regelmäßigen Abständen alte Asservate erneut. Bei dem Fall, den Constanze gerade erwähnt hat, haben wir auf den eingelagerten Beweisen tatsächlich etwas gefunden, was damals offenbar übersehen wurde." Sie macht eine bedeutungsschwere Pause und blickt von Einem zum Anderen. „Wir haben eine DNA-Spur gefunden!"

Nach dieser Ansage ist es zunächst mucksmäuschenstill. Dann fangen alle an, gleichzeitig zu reden. „Eine DNA-Spur? Wissen wir, von wem sie stammt?", will ein Kollege wissen. Constanze Olthoff hebt beschwichtigend die Hände. „Ich kann verstehen, dass ihr jetzt viele Fragen habt. Cold-Case-Fälle kommen ja auch nicht gerade täglich vor. Um die wichtigste Frage schon mal zu beantworten: Die Person ist nicht in der Datenbank. Wir wissen also noch nicht, um wen es sich handelt. Fakt ist aber: Durch diese DNA haben wir eine neue Spur!" Jetzt schaltet sich auch Selma wieder ein: „Wir haben euch die Akten von damals schon alle rausgesucht und herbringen lassen. Lest sie euch gut durch und macht euch mit dem Fall vertraut. Ihr könnt direkt anfangen." Tarek und Isabel werfen sich vielsagende Blicke zu: Das würde ein langer Sonntag werden…

MONTAG, 30-12-1985

MORENHOVEN, NRW

Vom Hof her drangen laute Stimmen ins Schlafzimmer. Regina warf einen Blick auf den Wecker: 11 Uhr. Hatte sie wirklich so lange geschlafen? Sie drehte sich zu Ulrich um, der friedlich neben ihr schnarchte. Ob sie auch noch ein wenig liegenbleiben sollte? Da wurden die Stimmen vom Hof her lauter. Eine von ihnen konnte Regina ihrem Vermieter zuordnen, dem Burgherrn Baron von Hesse. „Du blöder Mistkerl! Mach, dass du hier verschwindest!", rief er jetzt. Ob der Baron mal wieder betrunken war? Die Stimme des anderen Mannes konnte sie jedenfalls nicht identifizieren. Auch was dieser sagte, verstand sie nicht, denn im Vergleich zum Baron redete er deutlich leiser.

Mit einem Seufzen schlüpfte Regina in ihren Morgenmantel und verließ das Schlafzimmer. Sie wollte raus, um nach dem Rechten zu sehen. Es war leider keine Seltenheit, dass der Baron sich betrank und mit der nächstbesten Person einen Streit vom Zaun brach. In solchen Momenten hatte Regina schon oft die Vermittlerin gespielt. Ulrich sah es gar nicht gern, dass sie hier so ganz allein mit dem Baron wohnte. Die alte Mühle war zwar ein eigenständiges Gebäude, sie befand sich aber auf demselben Gelände wie die Burg. Dazu kam, dass das Burggelände etwas abseits vom Dorf lag. Ulrich verdächtigte den Baron außerdem, an Regina mehr als nur freundschaftlich interessiert zu sein. Regina hatte seine Einwände immer abgetan. Und der Baron war zwar aufbrausend, aber harmlos. Er legte sich gerne mit den Dorfbewohnern an und trank meistens zu viel, aber gewalttätig hatte Regina ihn noch nie erlebt, und auch ihr gegenüber hatte er sich – zumindest in nüchternem Zustand – immer anständig verhalten. Und auch wenn Ulrich gern gesehen hätte, dass sie sich eine andere Wohnung suchen würde: Die alte Mühle zu verlassen, kam für sie nicht in Frage. Wo sonst würde sie ein Haus finden, das nicht nur genug Platz für sie bot, sondern auch für ihre Praxis und die Tiere? Nein, die Mühle war nach ihrer Scheidung vor zehn Jahren genau das Richtige gewesen. Sie war nicht mehr ganz neu und hätte an der ein oder anderen Stelle ein bisschen frische Farbe vertragen können, aber Regina erschien sie damals perfekt. Und daran hatte sich bis heute nichts geändert. Zumal ihr der Baron die Mühle für einen Spottpreis vermietete.

Die Stimmen auf dem Hof wurden lauter. Regina zog sich ihre Winterjacke über den Morgenmantel, schlüpfte in die Gummistiefel, die sie immer anzog, um die Hühner zu füttern, und ging nach draußen. Auf dem Hof bot sich ihr ein äußerst seltsamer Anblick: Der Baron stand – ebenfalls nur mit einem Morgenmantel bekleidet – in der Mitte des Hofes. Im Gegensatz zu Regina trug er keine Gummistiefel – er trug überhaupt keine Schuhe. Seine Füße waren dementsprechend verdreckt, angetrockneter Schlamm und Grashalme bedeckten seine Beine bis hinauf zu den Waden. Jetzt bemerkte Regina, dass der Morgenmantel des Barons ebenfalls dreckig war, und auch in seinen Haaren entdeckte sie Blätter und Matschklumpen. Regina drehte sich um und hielt Ausschau nach dem anderen Mann. Der stand einige Meter entfernt vor dem Baron und verstummte, als er Regina auf sich zukommen sah. Regina erkannte in ihm Pavel Bartos. Er wohnte im Dorf und arbeitete für eine Spedition. Mit dem Lkw, in dem sie ihn schon einige Male durch das Dorf hatte fahren sehen, war er aber nicht gekommen. Stattdessen stand in der Hofeinfahrt ein alter Nissan, der so verschmutzt war, dass Regina das Nummernschild kaum erkennen konnte.

Regina warf dem Baron einen Blick über die Schulter zu. Der schien sie aber noch gar nicht bemerkt zu haben, er schimpfte einfach weiter vor sich hin. Mit einem Seufzen wandte sie sich jetzt an Pavel: „Was ist hier los? Hat er im Dorf wieder Ärger gemacht?" Pavel schnaubte. „Wenn es nur das wäre. Ich hab ihn vorhin im Wald aufgegabelt. In dem Aufzug." „Im Wald?", fragte Regina ungläubig und drehte sich noch einmal zu ihrem Vermieter um. Das erklärte zumindest die Blätter und den Matsch. „Was wollte er denn im Wald? Und das auch noch barfuß?" „Das kann ich dir leider auch nicht sagen", erwiderte Pavel. „In den letzten Tagen hat es so stark geregnet, da wollte ich zu meiner Hütte fahren, um nach dem Rechten zu sehen. Vielleicht kennst du sie, ist gar nicht weit weg von hier, in der Nähe von Manfreds Haus. Den kennst du doch? Ich hab gehört, dass die Schwester seiner Freundin manchmal auf deine Tiere aufpasst." Regina nickte abwesend. „Naja, ist ja aber auch egal. Jedenfalls bin ich gerade wieder auf dem Rückweg, da rennt der Baron aus dem Gebüsch. Direkt vor mein Auto! Ich hätte den Alten fast umgefahren." Pavel machte eine bedeutungsschwere Pause. „Und dann?", wollte Regina wissen. „Na, dann bin ich ausgestiegen und hab ihn natürlich erstmal gefragt, was das soll. Wir im Dorf sind ja einiges gewohnt von ihm, aber dass er einem jetzt im Bademantel mitten im Wald vors Auto springt, ist selbst für ihn neu." Pavel schnaubte. „Aber naja", setzte er versöhnlicher hinzu, „in dem Zustand wollte ich ihn jetzt auch nicht einfach zurücklassen. Deswegen hab ich ihn ins Auto bugsiert und hier abgesetzt." „Und deswegen schreit er jetzt so rum?", erkundigte sich Regina. „Ach, der hat schon auf der gesamten Rückfahrt vor sich hin geschimpft. Was mir einfiele, das wäre Freiheitsberaubung, und so weiter. Ich wollte jetzt auch gar nicht mehr groß mit ihm diskutieren. Tut mir leid, falls er dich mit seinem Gemecker geweckt hat." Pavel grinste und musterte Reginas Bekleidung.

Die bekam das gar nicht mehr mit, sondern drehte sich schon wieder um, um nach dem Baron zu sehen. Der stand aber nicht mehr an seinem Platz. Während ihres Gesprächs mit Pavel musste sich der alte Baron in die Burg zurückgezogen haben. Regina wollte sich grade wieder umdrehen, um Pavel zu verabschieden und ihm zu versichern, dass sie sich um alles Weitere kümmern würde, da nahm sie aus den Augenwinkeln eine Bewegung wahr. Aus einer der vielen Seitentüren der Burg kam jetzt der Baron – in seiner Hand ein Gewehr.

SONNTAG, 21-01-2007

SWISSTAL, NRW

Als Isabel die erste Akte aufschlägt, springt ihr ein Name sofort ins Auge. „Sag mal, Tarek", fängt Isabel an, „du bist doch hier aufgewachsen. Irre ich mich oder ist dieses Dorf hier ganz in der Nähe?" „Lass mal sehen." Isabel schiebt Tarek die Akte zu. „Ja, du hast recht! Das ist keine 30 Kilometer entfernt. Einige meiner Klassenkameraden am Gymnasium kamen damals aus dem Dorf." „Ach was! Dann kennst du den Fall ja wahrscheinlich noch von früher, oder?", will Isabel wissen. Tarek schaut sich die Akte jetzt genauer an. Dann nickt er. „Ja, das war eine schlimme Sache. Ich meine, ein Mord, hier in der Gegend? Damit hat niemand gerechnet. Die Presse hat sich damals natürlich sofort auf den Fall gestürzt." „Mhm", überlegt Isabel. „Der Tatort, die Burg mit der alten Mühle daneben, das sagt mir auch irgendwas." „Klar, wenn du in der Gegend unterwegs bist, ist das Burggelände eigentlich nicht zu übersehen", lacht Tarek. „Sollen wir hinfahren? Es ist ja nicht weit", schlägt Isabel vor. „Für eine Tatortbegehung kommen wir ein bisschen zu spät, meinst du nicht?", spottet Tarek. „Haha", erwidert Isabel und verdreht die Augen. „Du weißt, was ich meine. Wenn ich den Tatort mal gesehen habe, kann ich mir den Fall einfach besser vorstellen." „Also gut", gibt Tarek nach. „Aber wir sollten uns beeilen. Wenn wir die alten Akten nicht bis morgen zur Frühbesprechung in- und auswendig kennen, bringt Constanze uns garantiert um!"

MONTAG, 30-12-1985

MORENHOVEN, NRW

„Verschwinde von meinem Hof, sonst knall ich dich ab!" Regina traute ihren Augen kaum. Mit schnellen Schritten bewegte sich Baron von Hesse jetzt auf sie und Pavel zu. Das Gewehr in seinen Händen richtete er jetzt zielsicher auf Pavel. „Aber Herr von Hesse! Was ist denn in Sie gefahren?", protestierte Regina. Pavel wurde die Situation jetzt zu brenzlig. Mit großen Schritten überquerte er den Hof und öffnete die Fahrertür seines Wagens. „Sie sind doch nicht mehr ganz dicht! Einweisen sollte man Sie!", rief Pavel noch, dann stieg er ein und fuhr mit quietschenden Reifen davon. „Mach bloß, dass du wegkommst! Und lass dich hier nie wieder blicken!“, schrie der Baron dem Wagen nach. Dann ließ er das Gewehr sinken.

Pavels Abgang und das Gezeter des Barons hatten jetzt auch Ulrich auf den Plan gerufen. Nur in Unterhose bekleidet, eilte er hinaus auf den Hof. „Was ist denn hier los? Ist etwas passiert?“, wollte er wissen. In diesem Moment fiel sein Blick auf das Gewehr, das der Baron immer noch in Händen hielt. Schützend schob sich Ulrich vor Regina. „Es ist alles in Ordnung“, beruhigte diese ihren Freund. „Geh zurück in die Mühle, ich komme gleich nach.“ Ulrich musterte den Baron misstrauisch. Dann trat er widerstrebend den Rückzug an und verschwand im Haus. Als er die Tür hinter sich geschlossen hatte, wandte sich Regina an ihren Vermieter. „Herr von Hesse! Was haben Sie sich denn dabei gedacht? Ganz alleine im Morgenmantel und barfuß durch den Wald? Und der arme Pavel! Er wollte Ihnen doch nur helfen!“, schimpfte sie. „Jaja, sie wollen alle immer helfen. Dabei ist es ganz allein meine Sache, was ich tue, und wann!“, erwiderte der Baron wütend. „Und der! Der soll bloß nicht so hilfsbereit tun. Verfolgt hat er mich! Wegen ihm bin ich in den Wald geflohen!“ „Aber Herr von Hesse“, sagte Regina beruhigend. „Pavel kann Sie doch gar nicht verfolgt haben. Er war es doch, der Sie im Wald gefunden hat.“ Der Baron musterte Regina skeptisch. Für einen Moment schien er nachzudenken, dann schüttelte er aber nur den Kopf und meinte versöhnlich: „Es tut mir leid, dass wir Sie geweckt haben, Frau Sommer. Ich verspreche Ihnen, heute hören Sie keinen Ton mehr von mir.“ Damit wandte er sich zum Gehen. Regina sah ihm nachdenklich nach, wie er in der Burg verschwand.

Zurück in der Mühle konnte Ulrich kaum glauben, was Regina ihm da erzählte. „Barfuß durch den Wald? Und dann bedroht er Pavel mit einem Gewehr? Ich sage dir, die Dorfbewohner haben Recht: Der Baron ist psychisch krank. So etwas macht doch kein normaler Mensch!“ „Ja, so wie heute habe ich ihn wirklich noch nie erlebt“, sagte Regina nachdenklich. „Aber du kennst ihn doch. Er war schon immer ein komischer Kauz. Und mit den Dorfbewohnern hat er sich auch noch nie verstanden.“ „Kannst du es ihnen vielleicht verdenken? Er ist ständig betrunken und sucht dann Streit“, meinte Ulrich. „Er sagt, Pavel habe ihn verfolgt“, sagte Regina unvermittelt. „Und das glaubst du ihm?“, lachte Ulrich. „Der Kerl ist doch total schizophren. Der hört Stimmen, das garantiere ich dir! Der Barmann aus der Kneipe unten im Dorf hat mir neulich eine ganz ähnliche Geschichte erzählt. Sturzbetrunken soll der feine Herr Baron mal wieder gewesen sein. Und auf einmal hat er angefangen zu erzählen, dass er verfolgt werden würde. Die ganze Kneipe hat er damit belästigt. Irgendwann hat es dem Barmann gereicht – er hat ihn rausgeworfen.“ „Mhm“, meinte Regina. Sie wusste, wie der Baron sein konnte. Aber irgendwie tat er ihr auch leid, wie er da so ganz alleine in der alten Burg lebte. Seine Frau war mit den Kindern schon vor Jahren ausgezogen. Kontakt hatte er auch keinen mehr zu seiner Familie. Wenn der Baron wirklich verrückt war, wie alle zu glauben schienen, konnte sie es ihm zumindest nicht verübeln. Was blieb einem schon anderes übrig? Allein in so einem großen Gebäude, mit nichts als ein paar staubigen Ritterrüstungen als Gesellschaft …

„Regina?", fragte Ulrich jetzt. Sie schaute ihn verwundert an. Er schaute fragend zurück. Er musste wohl etwas gesagt haben. „Entschuldige, hast du mich etwas gefragt?", wollte Regina wissen. „Ich habe nur gesagt, dass wir uns von der Sache nicht den Tag verderben lassen sollten", antwortete Ulrich. „Morgen ist immerhin Silvester! Und wir haben ja auch noch gar nicht besprochen, wie wir ins neue Jahr feiern wollen."

SONNTAG, 21-01-2007

SWISSTAL, NRW

„Wow!", entfährt es Isabel, als Tarek das Auto auf den Schotterweg lenkt, der zum Burggelände hinaufführt. „Von Nahem ist die Burg ja noch beeindruckender, als wenn man nur unten vorbeifährt." Vor Isabel und Tarek erstreckt sich das Burggelände. Die Gebäude sind hufeisenförmig um den ausladenden Innenhof angeordnet. Das Herzstück bildet die Burg, die Isabel mit ihrem gelben Anstrich und den zahlreichen kleinen Türmen und Erkern eher an ein kleines Schloss erinnert. Links neben der Burg steht ein weiteres, deutlich heruntergekommeneres Gebäude. „Das muss dann wohl die alte Mühle sein, oder?", fragt Isabel. „Ja, genau. Hier hat das Opfer gelebt", antwortet Tarek. „Kanntest du sie?", will Isabel unvermittelt wissen. „Kennen wäre zu viel gesagt. Ich war ja damals selbst erst 12 oder 13 Jahre alt. Aber ich kannte die Geschichten, die man sich über sie erzählte." Isabel zieht neugierig die Augenbrauen hoch. „Geschichten? Was denn für Geschichten?" „Naja …", druckst Tarek herum. Die Sache scheint ihm unangenehm zu sein. „Jetzt komm schon!", fordert Isabel ihn auf. „Du kannst mir wohl eh nichts erzählen, was ich später nicht auch in den Akten lesen werde." Diesem Argument hat Tarek nichts mehr entgegenzusetzen.

„In der Schule haben die älteren Jungs, die im Dorf gewohnt haben, damals häufiger über sie geredet. Sie sei wohl dafür bekannt gewesen, zu Hause die meiste Zeit nackt herumzulaufen. An den Wochenenden haben sich die Jungs wohl das eine oder andere Mal hinter der Gartenhecke versteckt, um einen Blick zu riskieren." „Was?", Isabel lacht. Damit hat sie nicht gerechnet. „Ist ihr das denn nie aufgefallen?" „Doch, gemerkt hat sie es wohl ab und zu", überlegt Tarek. „Es schien sie aber nicht gestört zu haben." Kopfschüttelnd läuft Isabel jetzt auf die Mühle zu, stellt sich auf die Zehenspitzen und späht durch eines der Fenster ins Innere. „Weißt du, wem das alles hier gehört?", fragt sie Tarek. „Der Burgherr ist schon vor Jahren gestorben", antwortet Tarek. „Ich weiß aber nicht, ob er Kinder hatte. Vielleicht gehört das alles hier auch mittlerweile der Stadt. Wir sollten jetzt aber wirklich wieder gehen, findest du nicht?" Isabel nickt und folgt Tarek zum Auto. Nach dem, was Tarek gerade erzählt hat, kann sie es kaum erwarten, aus den Akten mehr über den Fall zu erfahren.

MONTAG, 31-12-1985

MORENHOVEN, NRW

Im Haus klingelte das Festnetztelefon. Ob das Ulrich sein konnte? Regina warf einen Blick auf die Uhr. Erst 16 Uhr. Nein, das konnte er nicht sein. Nachdem er gegen halb zwölf gegangen war, hatte er angekündigt, sich nochmal hinlegen zu wollen. Schließlich würden sie heute Nacht lange wach bleiben. Sie hob den Hörer ab und meldete sich: „Sommer?". „Hallo, Regina!", ertönte es aus der Leitung. „Hier ist Martin." Ah, Martin. Pünktlich wie ein Uhrwerk. Sie kannte ihn noch aus Studientagen und er hatte es sich zur Gewohnheit gemacht, sie immer an Silvester anzurufen und ihr einen guten Rutsch zu wünschen. Als das Telefonat beendet war, entschloss sie sich, jetzt doch Ulrich anzurufen. Sie hatten gestern natürlich nicht mehr vereinbart, wohin es heute Abend gehen sollte. Das war typisch für sie beide: alles immer auf den letzten Drücker. Langsam wollte sie das aber wissen, schließlich musste sie sich noch passende Kleidung aussuchen. Sie warf erneut einen Blick auf die Uhr. 17 Uhr. Mittlerweile sollte Ulrich wach sein. Sie wählte seine Nummer und wartete. Nachdem es einige Male geklingelt hatte, meldete sich endlich jemand. Aber nicht Ulrich, sondern Gunnar, sein Mitbewohner. Gunnar sagte ihr, dass Ulrich noch schlafen würde, er ihm aber ausrichten wolle, dass sie angerufen habe. Regina bedankte sich und legte auf. Sie beschloss, trotzdem schon mal ihren Kleiderschrank in Augenschein zu nehmen. Unabhängig davon, was sie letztendlich unternehmen würden, würde sie etwas Schickes brauchen. Immerhin war heute Silvester.

Gegen 18 Uhr klingelte das Telefon erneut. Wider Erwarten war es wieder nicht Ulrich, sondern Herr Mack. Herr Mack war ein netter älterer Herr aus dem Dorf, den Regina ein paar Mal behandelt hatte und mit dem sie hin und wieder noch telefonierte. Sie wunderte sich, denn eigentlich hatte sie am Nachmittag schon mit ihm gesprochen. „Oh, Frau Sommer! Entschuldigen Sie, da habe ich mich doch glatt verwählt", sagte der alte Mann. „Ich wollte meine Tochter Renate anrufen. Da muss ich in meinem Adressbuch wohl um eine Zeile verrutscht sein. Ich hoffe, ich störe Sie nicht!" „Aber nein", lachte Regina. „Ich bin gerade dabei, mir ein Kleid auszusuchen. Mein Freund und ich wollen heute Abend wahrscheinlich tanzen gehen." „Tanzen, das hört sich ja wunderbar an! Das haben meine Frau und ich früher auch immer gemacht. Dann lasse ich Sie mal wieder in Ruhe. Ich wünsche Ihnen einen schönen Abend und einen guten Rutsch!", erwiderte Herr Mack. Regina bedankte sich und legte auf.

Wenige Minuten später klingelte wieder das Telefon. „Sommer?", meldete sie sich. „Hallo, Liebling!" Endlich rief Ulrich zurück. „Gunnar meinte, du hättest vorhin schon versucht, mich zu erreichen. Es tut mir wirklich leid, aber nachdem wir heute Morgen schon so früh aufgestanden sind, musste ich etwas Schlaf nachholen." Ulrich lachte. „Aber wir müssen natürlich noch planen, wo es nachher hingehen soll! Hast du schon mal im Veranstaltungskalender nachgesehen? Ich würde auf jeden Fall gerne tanzen gehen!" Regina schmunzelte: „Das habe ich mir schon gedacht. Ich bin auch gerade dabei, mir ein passendes Kleid auszusuchen. Aber im Veranstaltungskalender habe ich tatsächlich noch nicht geschaut. Wie wäre das: Jeder schaut nach und sucht raus, wo er hin will, und dann telefonieren wir noch einmal?" „Das hört sich gut an", stimmte Ulrich zu. „Dann bis gleich!" Regina verabschiedete sich und machte sich auf die Suche nach der Zeitung. Da müsste der Veranstaltungskalender eigentlich abgedruckt sein.

Keine 20 Minuten später klingelte das Telefon erneut. „Und, hast du nachgeschaut?", wollte Ulrich wissen. „Ja, von mir aus können wir in die ‚Rose' gehen, da soll es heute Abend ein Buffet geben. Und eine Band soll auch spielen", antwortete Regina. „In die ‚Rose'?", fragte Ulrich skeptisch. „Ich weiß, wir werden bald 40, aber für die ‚Rose' fühle ich mich dann doch noch zu jung." „Dann mach einen besseren Vorschlag", entgegnete Regina. „In der ‚Alten Scheune' gibt es heute einen Tanzabend", schlug Ulrich vor. „Da hätten wir reservieren müssen", sagte Regina. „Du weißt doch, wie beliebt die ‚Alte Scheune' mittlerweile ist." „Mhm, da hast du natürlich recht. Und was ist mit dem ‚Ochsen'? Da soll auch ein Tanzabend stattfinden, und es gibt sogar ein Menü!" „Das hört sich gut an!", meinte auch Regina. Dann mache ich mich eben fertig und hole dich um 20 Uhr ab, ja?" „Alles klar!" antwortete Ulrich. „Und, Regina?" „Ja?" „Ich freu mich wahnsinnig auf dich!"

Nachdem das nun geklärt war, widmete sich Regina wieder ihrem Kleiderschrank. Sie entschied sich für ein langärmliges Cocktailkleid und Pumps. Außerdem packte sie eine Tasche mit einem langen Kleid und ihren Tanzschuhen zusammen: So könnte sie sich nach dem Essen einfach umziehen und musste nicht die ganze Zeit in dem unbequemen langen Kleid herumsitzen. Gegen die Kälte zog sie ihren weichen Teddymantel über und packte die Fellhandschuhe ein. Dann sah sie ein letztes Mal nach ihren beiden Katzen und den Hühnern und rief nach Charly. Noch ein letzter prüfender Blick in den Spiegel, dann fühlte sie sich bereit zu gehen. Sie verstaute ihre Handtasche auf dem Rücksitz und platzierte Charly in seinem Körbchen auf dem Beifahrersitz. Dann setzte sie sich hinters Steuer. Als sie den Motor anließ und die Digitalanzeige ihr die Uhrzeit verriet, erschrak sie: Schon 20:30 Uhr! Sie hatte die Zeit aus den Augen verloren und war jetzt viel zu spät dran. Sie legte den Rückwärtsgang ein und fuhr schnell vom Hof.

Als sie kurze Zeit später bei Ulrich ankam, erwartete der sie schon ungeduldig. „Wo bleibst du denn? Du bist viel zu spät!", schimpfte er, nachdem sie den Wagen geparkt hatte und ausgestiegen war. „Jetzt brauchen wir nicht mehr in den ‚Ochsen' zu gehen, das Abendessen dort hat schon angefangen." „Tut mir leid", sagte Regina zerknirscht. „Ich hab noch nach den Katzen und den Hühnern gesehen, dabei muss ich wohl die Zeit vergessen haben." Ulrich schnaubte verärgert. „Na komm, jetzt sei nicht sauer", meinte Regina versöhnlich. „Ich hab sowieso noch gar keinen Hunger. Lass uns doch einfach ein bisschen spazieren gehen, und nachher gehen wir in unser Lieblingslokal. Da schmeckt es doch sowieso am besten." „Na gut", gab Ulrich nach. „Ich hab ja auch noch nicht so großen Hunger." Regina holte Charly aus dem Auto, dann gingen sie am Fluss spazieren. Gegen halb 10 setzten sie sich in Reginas Wagen und machten sich auf den Weg zu ihrem Stammlokal, wo Regina einen gemischten Salat mit Salzkartoffeln und Kräuterquark bestellte – ihr Lieblingsessen und eines der wenigen vegetarischen Gerichte auf der Karte.

Zu ihren Füßen spürte sie, wie Charly immer unruhiger wurde. Mittlerweile war es 23 Uhr, und aus der Ferne hörte man bereits vereinzelt Feuerwerkskörper explodieren. Mit jedem wurde Charly unruhiger – und damit auch Regina. Wie die Katzen und Hühner in der Mühle wohl später auf das Feuerwerk im Dorf reagieren würden? Mit einem Mal fühlte sich Regina gar nicht mehr wohl mit dem Gedanken, Charly dem Krach und den Menschenmassen um Mitternacht auszusetzen. Und wenn sie ehrlich war, wäre auch sie lieber alleine um Mitternacht. „Ulrich, bitte sei mir nicht böse, aber ich muss gehen", sagte sie unvermittelt. „Was? Regina! Das kann unmöglich dein Ernst sein. In nicht mal einer Stunde ist Mitternacht", brauste Ulrich auf. „Ich weiß, ich hab dir versprochen Silvester dieses Jahr mit dir zu feiern. Und das haben wir jetzt ja auch gemacht. Wir hatten doch einen schönen Abend bisher. Aber jetzt will ich gehen. Ich will um Mitternacht in der Mühle sein, bei den Tieren", erklärte Regina mit leiser Stimme. Aber Ulrich wurde jetzt richtig wütend: „Ach, hör mir doch auf mit den Tieren. Denen geht es mit dir auch nicht besser als ohne dich. Außerdem hört man das Feuerwerk an der Mühle doch kaum! Du suchst doch nur Ausreden, um den Abend nicht mit mir verbringen zu müssen. Wovor hast du eigentlich Angst, Regina?" Ulrich hatte sich jetzt richtig in Rage geredet und war dabei immer lauter geworden.

Regina war die Situation zunehmend unangenehm. Sie verlangte beim Kellner die Rechnung und begann, sich ihren Mantel anzuziehen. „Ulrich, ich bitte dich. Wir haben die letzten vier Tage komplett gemeinsam verbracht. Und morgen können wir uns auch gleich wieder sehen. Du weißt doch, dass ich Silvester am liebsten in der Mühle verbringe. Das war schon immer so. Wenn du mich nicht überredet hättest, heute auszugehen, dann…" „Dann was?", fragte Ulich angriffslustig. „Dann hättest du dir mit einem Anderen einen schönen Abend machen können? Ist es das, was du willst?" Regina starrte Ulrich fassungslos an. Woher kam das denn jetzt? Er war sonst eigentlich kein eifersüchtiger Typ. Er hatte ihr sogar die beiden Seitensprünge am Anfang ihrer Beziehung verziehen. Es war nicht immer einfach gewesen, aber irgendwann hatte Ulrich angefangen zu akzeptieren, dass sie auch in einer Beziehung gewisse Freiheiten brauchte. In dem Moment kam der Kellner mit der Rechnung. Ulrich knallte einen 50-Mark-Schein auf den Tisch und stürmte wütend aus dem Restaurant.

Regina hatte alle Mühe, Schritt zu halten. „Wo willst du denn hin?", rief sie ihm nach, als sie draußen vor der Tür des Lokals waren. „Wir sind mit meinem Auto da." Wütend drehte Ulrich sich um und lief in die entgegengesetzte Richtung zu Reginas Wagen. Auf dem Rückweg sprachen sie kein Wort miteinander. Als Regina den Wagen vor dem Gebäudekomplex mit Ulrichs Wohnung stoppte, zog er 300 Mark aus seinem Geldbeutel und drückte sie ihr in die Hand. „Hier", sagte er wütend. „Damit sind meine Schulden dann auch beglichen." „Schulden?", fragte Regina verwirrt, doch dann fiel es ihr wieder ein: Sie hatte Ulrich vor einer Weile Geld geliehen, sie wusste nicht einmal mehr, wofür. Ulrich machte keine Anstalten, ihre Frage zu beantworten. Stattdessen stieg er aus, knallte die Beifahrertür zu und verschwand ohne ein weiteres Wort in der Dunkelheit. Regina seufzte und sah ihm nachdenklich hinterher. Dann stieg sie aus, hob Charly in seinem Körbchen vom Rücksitz auf den Beifahrersitz neben sich und machte sich endlich auf den Weg nach Hause.

MONTAG, 31-12-1985, KURZ VOR MITTERNACHT

MORENHOVEN, NRW

Ins Haus zu kommen war ein Kinderspiel gewesen. Regina fühlte sich so sicher auf dem abgelegenen Burggelände, dass sie nur selten abschloss. Und eines der Fenster in ihren Behandlungsräumen war schon seit Jahren kaputt. Warum sie ihn wohl nie darum gebeten hatte, es zu reparieren? Im Hof hatte sie außerdem in einer alten Kommode einen Ersatzschlüssel deponiert. Das Versteck war so geheim, dass das halbe Dorf darüber Bescheid wusste. Er hatte also freie Wahl gehabt und sich letztendlich einfach den Schlüssel aus der Kommode genommen.
Er wusste, dass Regina ausgegangen war, zum ersten Mal überhaupt an Silvester. Und um den Baron brauchte er sich erst recht keine Sorgen zu machen. Den fand man schließlich schon an allen anderen Tagen im

Jahr in irgendeiner Kneipe - oder im Bordell, je nachdem, in welcher Stimmung er gerade war. Perfekte Bedingungen also für das, was er vorhatte.

Aber kaum war er im Haus, sah er auch schon die Scheinwerfer: Ein Auto rumpelte langsam, aber sicher die Hofzufahrt hinauf. Das durfte doch nicht wahr sein! Wer verirrte sich zu dieser Zeit auf das Burggelände? Das Auto kam näher. Jetzt erkannte er in dem Wagen Reginas roten Renault. Er warf einen hektischen Blick auf die Uhr. Hatte er sich in der Zeit vertan? Nein, die große Standuhr zeigte keine 30 Minuten mehr bis Mitternacht an. Regina sollte jetzt doch irgendwo in einem Restaurant sitzen, Sekt schlürfen und auf das neue Jahr warten! Aber für lange Überlegungen blieb ihm keine Zeit mehr. Blitzschnell traf er eine Entscheidung. Er ging in den Gang und drehte die Glühbirne eine halbe Umdrehung aus der Fassung. So würde Regina bei ihrer Ankunft im Dunkeln stehen - und er wäre im Vorteil. Der Lichtschalter war außerdem in der Mitte des Ganges. Wenn sie erstmal so weit ins Haus gegangen war, konnte sie ihm nicht mehr entkommen. Als draußen die Autotür zuschlug, bezog er Stellung. Sobald Regina versuchen würde, das Licht einzuschalten, würde er zuschlagen.

FREITAG, 03-01-1986

MORENHOVEN, NRW

Ulrich machte sich mittlerweile wirklich Sorgen. Nachdem Regina ihn an Silvester hatte sitzen lassen, hatte er zu Hause alleine ins neue Jahr gefeiert. Auch ohne seine Mitbewohner, die ebenfalls ausgegangen waren. Am Neujahrsmorgen war er dann - immer noch wütend - zu seinen Eltern gefahren. Er rief Regina auch nicht an, um ihr ein frohes neues Jahr zu wünschen. Mit ihrem verfrühten Aufbruch an Silvester hatte sie ihn tief verletzt.

Doch schon einen Tag später hatte seine Wut nachgelassen. Vom Telefon seiner Eltern aus versuchte er, Regina in der Mühle zu erreichen. Aber niemand meldete sich. Den ganzen Tag über rief er sie immer wieder an. Doch die Leitung blieb still. Ob sie ihm böse war? Nein, das konnte er sich beim besten Willen nicht vorstellen. Was hätte sie denn für einen Grund gehabt? Schließlich hatte sie ja ihn sitzen lassen. Und einfach den ganzen Tag nicht ans Telefon zu gehen, das war nicht ihre Art. Auch heute hatte Ulrich schon den ganzen Morgen versucht, Regina zu erreichen. Wieder erfolglos. Gegen Mittag fasste er schließlich einen Entschluss: Er würde zu Regina fahren und nach dem Rechten sehen. Er verabschiedete sich also von seinen Eltern und machte sich auf den Weg zur alten Mühle.

Als Ulrich auf den Innenhof der Burg fuhr, sah er Reginas roten Renault vor der Mühle stehen. Für einen Moment war Ulrich erleichtert. Immerhin hatte sie auf dem Heimweg am Silvesterabend keinen Unfall gehabt! Doch schon im nächsten Moment kehrte das flaue Gefühl in seinem Magen zurück. Denn wenn Regina zu Hause war, warum ging sie dann nicht ans Telefon? Ulrich parkte seinen Wagen neben dem von Regina, ging zur Haustür und klingelte. Nichts regte sich. Er lauschte an der Tür. Wenigstens Charly müsste doch zu hören sein? Ja, er meinte, ein gedämpftes Bellen hören zu können. Oder bildete er sich das ein? Charly war sonst immer der Erste, der ihn an der Tür begrüßte. Und Regina hatte den Hund davor noch nie weggesperrt. Ulrich klingelte erneut. Wieder nichts. Das mulmige Gefühl verstärkte sich.

Mit schnellen Schritten ging Ulrich zurück in den Hof. Hier, in der alten Kommode, in der Regina einige Gartengeräte, Blumentöpfe und Hundehalsbänder aufbewahrte, war in der obersten Schublade ein Ersatzschlüssel. Regina nahm meistens keinen Schlüssel mit, wenn sie mit Charly spazieren ging. Deswegen hatte sie sich irgendwann mal angewöhnt, hier einen Zweitschlüssel zu deponieren. Ulrich hatte sie oft gebeten, den Schlüssel an einem anderen Ort zu verstecken. Er hatte sich mehr als einmal über ihre Leichtsinnigkeit geärgert. Jetzt aber kam sie ihm zugute. Er nahm den Schlüssel aus der Schublade, ging zurück zur Haustür und steckte ihn ins Schloss: Die Haustür war nicht abgeschlossen. Typisch, dachte Ulrich, Regina hatte nachts nie abgeschlossen, obwohl Ulrich sie immer davor gewarnt hatte. Er schob die Tür auf und trat ein.

Im Gang erwartete ihn ein für Regina untypisches Chaos. Er erkannte die Tanzkleidung, die sie an Silvester dabeigehabt hatte, und ihre Tasche, deren Inhalt auf dem Boden verstreut herum lag. Auch ihre Handschuhe konnte er inmitten des Durcheinanders entdecken, die schönen, cremefarbenen Fellhandschuhe, die zu dem Wintermantel passten, den sie immer trug. Ulrich erinnerte sich, dass Regina sie im letzten Jahr auf einem Weihnachtsmarkt gekauft hatte. Sie hatte eigentlich immer darauf geachtet, die Handschuhe sauber zu halten. Doch jetzt waren sie an einigen Stellen dunkelrot eingefärbt. Ulrich wurde schwindelig. „Regina?", rief er eindringlich in die Wohnung. „Regina, bist du da?" Aber er bekam keine Antwort. Ulrich bewegte sich vorsichtig den Gang entlang und betrat dann die Küche. Er setzte gerade an, um noch einmal nach ihr zu rufen, doch da blieben ihm die Worte im Hals stecken. Auf dem Boden in der Küche lag ein Vorhang. Darunter erkannte Ulrich die Umrisse eines Körpers. Fluchtartig verließ er die Mühle.

Keine halbe Stunde später war die Polizei mit mehreren Einsatzwägen auf dem Weg zur Mühle. Vor dem Gebäude wartete ein Mann auf die Beamten. „Haben Sie den Notruf gewählt?", fragte Hauptkommissar Otto Degen den aufgelösten Mann. „J-ja. M-meine Freundin. Regina. In der

Küche. Der Vorhang... Sie ist... Sie ist... Oh Gott, ich glaube, sie ist..." stammelte Ulrich. „Ruft einen Arzt. Der Mann steht unter Schock", wies Degen seine Kollegen an. Dann ließ er Ulrich stehen und betrat die Wohnung. Er durchquerte vorsichtig den unordentlichen Gang und steuerte auf die Küche zu. Der Boden in diesem Raum war klebrig, und überall waren gelbliche Körner verstreut. War das Weizen? Oder Grieß?

Ungefähr in der Mitte des Raumes war auf dem Boden ein Vorhang ausgebreitet. Und darunter – tatsächlich, unter dem Vorhang lag jemand. Lediglich die Füße und die linke Hand ragten hervor. Jetzt kamen auch die anderen Beamten dazu. Es wurden Fotos gemacht und erste Beweise gesichert. Dann wurde der Vorhang hochgehoben. Darunter bot sich den Polizisten ein schauriges Bild: Auf dem Boden lag eine weibliche Leiche. Sie war nackt und über und über mit den Körnern bedeckt, die Degen zuvor auf dem Küchenboden aufgefallen waren. In ihrem Bauch steckten ein Messer und eine Gabel. Degen schauderte. In all seinen Berufsjahren war ihm noch nie eine derart entstellte Leiche untergekommen. Plötzlich hörte er ein leises Wimmern. Er folgte dem Geräusch und stand schließlich vor einer Tür, die aus der Küche hinausführte. Vorsichtig drückte er die Türklinke nach unten. Hinter der Tür kam ein kleiner Hund zum Vorschein. Er zitterte vor Angst.

SONNTAG, 21-01-2007

SWISSTAL, NRW

Mittlerweile ist es nach 19 Uhr. Die meisten ihrer Kollegen sind bereits gegangen, doch Isabel ist noch immer in die Fallakten vertieft. Die Kollegen von damals hatten mehrere Tage mit den Tatortarbeiten verbracht. Der Täter musste Regina Sommer, als sie an diesem Silvesterabend zu früh nach Hause gekommen war, überfallen haben. Sie schien sich gewehrt zu haben: Bei der Obduktion waren Hämatome an Armen und Beinen gefunden worden – Zeichen einer Kampfhandlung. Doch gegen ihren Angreifer hatte sie keine Chance gehabt.

Als der Täter Regina Sommer überwältigt hatte, hatte er sich das quer durch die Küche laufende Telefonkabel genommen und sein Opfer damit erwürgt. Fassungslos las Isabel, wie der Täter weiter vorgegangen war: Er hatte Frau Sommer zunächst nackt ausgezogen und ihre Klamotten in das angrenzende Behandlungszimmer geworfen. Dann hatte er ihr ein Messer und eine Gabel in den Bauch gesteckt, das Telefonkabel durchtrennt und es um ihren rechten Fuß gebunden. Er hatte ihre Strumpfhose um ihren rechten Arm gebunden und die Frau schließlich mit einer Flüssigkeit überschüttet, die später nicht mehr identifiziert werden konnte. Zwar hatten die Ermittler eine zerbrochene Flasche Bitterlikör auf dem Küchenboden gefunden. Später hatte man aber festgestellt, dass die Flasche noch ungeöffnet gewesen sein musste, als sie zu Bruch gegangen war. Zuletzt hatte der Täter sein Opfer mit verschiedenen Körnern bestreut, ehe er den Vorhang, der die Treppe zum Obergeschoss vom Flur abgetrennt hatte, abgerissen und die Leiche damit zugedeckt hatte.

Im Laufe des Geschehens hatte der Täter den kleinen Hund des Opfers in die Waschküche gesperrt. In den Akten war vermerkt worden, dass die Beamten kurz nach Auffinden der Leiche einen Hund entdeckten, den der Täter eingeschlossen haben musste. Ein solches Verbrechen in einer so idyllischen Gegend - Isabel kann jetzt gut nachvollziehen, warum der Fall damals solche Wellen geschlagen hatte. Vor allem, als dann feststand, dass der Täter wohl nicht gefunden werden würde. Dabei war die Polizei damals wirklich gründlich gewesen. Sie hatten den Tatort tagelang untersucht und sämtliche Leute aus dem Umfeld des Opfers befragt. Sie waren sogar mit Lautsprechern durch das Dorf gefahren und hatten die Bewohner um Mithilfe bei der Aufklärung gebeten. Aber ihre Mühen blieben vergebens. Irgendwann wurde der Fall zu den Akten gelegt.

Isabel klappt die Akte zu, zieht sich ihre Jacke über und verlässt das Revier. Morgen würden die Ermittlungen neu aufgerollt werden. Dann würde hoffentlich bald klar sein, wer für dieses grausame Verbrechen in der Silvesternacht verantwortlich war.

FREITAG, 10-01-1986

MORENHOVEN, NRW

Hauptkommissar Degen musterte den Mann, der ihm gegenüber saß, misstrauisch. Er schwitzte stark und rutschte immer wieder unbehaglich auf seinem Stuhl hin und her. „Herr Eckhardt", begann Degen jetzt langsam, „beschreiben Sie uns doch nochmal bitte ganz genau, was Sie an Silvester gemacht haben." Ulrich funkelte den Kommissar böse an: „Aber das habe ich Ihnen doch schon hundert Mal erzählt." Degen lächelte freudlos. „Dann erzählen Sie es uns jetzt eben zum hundertersten Mal. Na los."

Ulrich schnaubte. „An Silvester sind Regina und ich früh aufgestanden und zum Einkaufen gefahren. So gegen halb zwölf bin ich dann gegangen. Auf dem Heimweg habe ich bei der Sparkasse 300 Mark abgehoben. Das Geld hatte Regina mir vor einer Weile geliehen und ich wollte es ihr noch im alten Jahr zurückgeben. Das Geld werden Sie ja sicherlich in ihrem Geldbeutel gefunden haben." „Tatsächlich konnten wir bei Frau Sommer nur 50 Mark finden. Und das auch nicht in ihrem Geldbeutel, sondern in ihrem Wagen", entgegnete Degen. Überrascht sah Ulrich den Kommissar an. Damit hatte er nicht gerechnet.

Doch schon kurze Zeit später hatte er sich wieder gefangen. Langsam erzählte er weiter: „Jedenfalls habe ich mich dann nochmal schlafen gelegt. Als ich später aufgewacht bin – das muss so gegen halb sieben gewesen sein –, hat mein Mitbewohner Gunnar mir ausgerichtet, dass Regina angerufen hätte. Also habe ich sie zurückgerufen und wir haben besprochen, wo wir den Abend verbringen würden. Gegen halb neun war Regina dann da. Um tanzen zu gehen, wie wir es eigentlich vorhatten, war es da schon zu spät. Also sind wir spazieren gegangen und anschließend zum Essen in unser Lieblingslokal. Kurz vor Mitternacht wollte Regina dann aber gehen." „Sie wollte gehen?", hakte Degen nach. „Warum?" „Bisher hat sie Silvester jedes Jahr alleine zu Hause verbracht. Kurz vor Mitternacht wurde Charly, ihr Hund, immer nervöser, und sie meinte, dass sie lieber nach Hause gehen würde."

„Ihre Freundin wollte also lieber alleine ins neue Jahr feiern", fasste Degen zusammen. „Das werden Sie doch sicher nicht einfach so hingenommen haben?" Ulrich schnaubte: „Natürlich war ich sauer. Aber was hätte ich machen sollen? Ich konnte sie ja wohl kaum zwingen, den Abend mit mir zu verbringen." „Und Sie?", fragte der Kommissar. „Was haben Sie dann gemacht?" „Sie hat mich nach Hause gefahren. Da bin ich dann auch geblieben. Am nächsten Morgen bin ich zu meinen Eltern gefahren", antwortete Ulrich.

„Fassen wir also nochmal zusammen", begann Degen. „Ihre Freundin lässt Sie sitzen – keine Stunde vor Neujahr. Wenige Stunden später ist sie tot. Und Sie haben für diese Zeit kein Alibi. Von den 300 Mark, die Sie ihr angeblich gegeben haben wollen, finden wir auch nur noch 50. Soll ich Ihnen mal sagen, wie das auf mich wirkt?" „Ich kann mir schon denken, wie das auf Sie wirkt!", rief Ulrich wütend. „Ich habe es aber nicht getan. Ich habe Regina geliebt! Knöpfen Sie sich lieber mal den Baron vor. Das weiß doch das ganze Dorf, dass mit dem was nicht stimmt. Dem würde ich das zutrauen!" „Herr von Hesse hat für den gesamten Silvesterabend bis in die frühen Morgenstunden ein Alibi", erwiderte der Kommissar ruhig. „Er hat in einer Kneipe ins neue Jahr gefeiert. Und ist von dort auch erst spät – oder besser gesagt früh – aufgebrochen." Darauf wusste Ulrich keine Antwort mehr. Schweigend sah er zu Boden.

„Herr Eckhardt, jetzt machen Sie es uns doch nicht so schwer! Wer außer Ihnen hätte denn ein Motiv gehabt haben sollen, Frau Sommer umzubringen? Wenn es nicht die Verärgerung über den ruinierten Silvesterabend war, dann war es eben Eifersucht. Oder wollen Sie etwa abstreiten, dass Ihre Freundin während Ihrer Beziehung mindestens zwei Affären gehabt hat? Außerdem soll sie im ganzen Dorf dafür bekannt gewesen sein, zu Hause mit Vorliebe nackt herumzulaufen." Für einen Moment schaute Ulrich den Kommissar fassungslos an. Er fing sich aber schnell wieder. „Ja, ich wusste von den Affären. Regina hat es mir im Nachhinein ja selbst erzählt. Aber das ist doch ewig her! Wir haben darüber geredet und die Sache geklärt. Regina hat einfach gewisse Freiheiten gebraucht. Und die habe ich ihr immer gelassen." „Nennen Sie mich altmodisch", erwiderte der Kommissar, „aber Affären fallen für mich nicht unter ‚gewisse Freiheiten' in einer Beziehung." Ulrich zuckte mit den Schultern. „So war Regina eben. Sie hatte schon immer einen etwas anderen Lebensstil. Nach den beiden Affären hat sie mir jedenfalls versprochen, dass es nicht mehr vorkommen würde."

„Trotzdem", beharrte Degen, „diese Vorstellung: die eigene Freundin in den Armen eines Anderen. Das lässt keinen Mann kalt. Und als Frau Sommer Sie dann am Silvesterabend hat sitzen lassen, ist all das wieder hochgekommen. Vielleicht hatten Sie ja auch die Vermutung, dass sie sich mit einem Anderen treffen könnte? Und dann haben Sie entschieden, dem ein für alle Mal ein Ende zu bereiten. Als Frau Sommer Sie vor Ihrer Wohnung abgesetzt hat, sind Sie nicht etwa nach Hause gegangen. Nein, Sie sind ihr nachgefahren und haben sie in ihrer Wohnung überfallen! Ins Haus zu kommen, muss für Sie ja ein Kinderspiel gewesen sein. Deswegen konnten wir auch keine Einbruchspuren finden. Sie haben sie erwürgt und dann nackt ausgezogen und ihren Leichnam entstellt, um sie noch im Tod zu demütigen!" Ulrich war sämtliche Farbe aus dem Gesicht gewichen. „Das höre ich mir nicht länger an!", sagte er. „Ohne einen Anwalt werde ich nichts mehr sagen."

Otto Degen verließ das Verhörzimmer. Draußen wartete schon ein Kollege auf ihn. „Und? Denkst du, er war's?", fragte er Degen. „Noch streitet er alles ab", seufzte der Kommissar. Dann setzte er düster hinzu: „Aber wenn mir die letzten Jahre eines gezeigt haben, dann das: Wenn eine Frau umgebracht wird, steckt meistens ihr Mann dahinter."

SONNTAG, 22-01-2007

SWISSTAL, NRW

Isabel hat schlecht geschlafen. Die ganze Nacht über wollte der Fall ihr einfach keine Ruhe lassen. Gegen die Müdigkeit hat sie heute Morgen erst einmal einen doppelten Espresso getrunken. Normalerweise hasst sie Kaffee, aber nachdem sie jetzt schon die zweite Nacht in Folge kaum Schlaf bekommen hat, war das die einzige Lösung, wenn sie nicht in der morgendlichen Besprechung im Stehen einschlafen wollte. In dem Moment kommt auch schon Constanze Olthoff in den Besprechungsraum des Präsidiums: „Guten Morgen, Kollegen", begrüßt sie die Runde. „Ich hoffe, ihr habt den Tag gestern genutzt, um euch mit dem Fall vertraut zu machen. Für viele von euch ist es ja der erste Cold Case. Das sollte euch aber nicht abschrecken. Mit der neuen Spur bin ich zuversichtlich, dass der Fall nicht mehr lange ungelöst bleiben wird." Einige der Kollegen nicken zustimmend.

„Wie Selma euch gestern ja schon erklärt hat, wurde eine DNA-Spur gefunden. Mit diesen neuen Erkenntnissen hat das LKA bereits eine sogenannte operative Fallanalyse durchgeführt. Heißt: Sie haben versucht, die Tat zu rekonstruieren. Deswegen können wir schon mit Sicherheit sagen, nach wem wir suchen. Und zwar handelt es sich bei unserem Täter um einen männlichen Einzeltäter. Zum Tatzeitpunkt muss er zwischen 25 und 65 Jahren gewesen sein. Außerdem wird er wohl nicht weit weg von der Burg gelebt haben. Und wir suchen wahrscheinlich jemanden, der damals unverheiratet war. Aufgrund der Art und Weise, wie der Täter die Tat begangen hat, gehen wir davon aus, dass er beziehungsunfähig ist. Isabel und Tarek?" Constanze schaut sich suchend nach den beiden um. „Ja?", antwortet Isabel. „Ich will, dass ihr eine Rasterfahndung durchführt. Alle Personen, auf die diese Beschreibung zutrifft, sollen angeschrieben werden, um eine freiwillige Speichelprobe abzugeben." „Geht klar, Chefin!", antwortet Tarek.

„An Constanzes Stelle wäre ich mir nicht so sicher, dass wir den Täter wirklich finden", meint Isabel, als Tarek und sie sich vor ihren Rechnern postiert haben. „Viele Verdächtige bleiben jedenfalls nicht mehr übrig - es ist immerhin über 20 Jahre her. Ich kann mir vorstellen, dass viele, auf die das Täterprofil passen würde, schon gar nicht mehr leben." „Da könntest du recht haben", überlegt Tarek. „Der Burgherr, Baron von Hesse, zum Beispiel. Nicht mal ein Jahr nach dem Mord hat man ihn tot in seinem Schlafzimmer gefunden. Seine Todesursache konnte aber nie geklärt werden. Für viele Dorfbewohner war das damals ein Schuldeingeständnis." „Das hast du alles aus den Akten herausgelesen?", fragt Isabel verblüfft. „Das ist mir gar nicht aufgefallen." „Nein, keine Sorge. Ich habe gestern Abend noch mit meinen Eltern telefoniert. Ich dachte mir, dass sie sich bestimmt besser an den Fall erinnern können als ich. Das war aber auch das Einzige, was meinem Vater noch eingefallen ist. Den Rest findet man so auch in den Akten." „Irgendwo aber auch verständlich, oder? Dieser Baron scheint ja wirklich ein komischer Kerl gewesen zu sein. Einige der befragten Dorfbewohner haben ausgesagt, dass sie ihn für psychisch krank hielten. Einer hat sogar angegeben, dass er von ihm mit einem Gewehr bedroht worden war. Ein Gewehr! Das muss man sich mal vorstellen", ereifert sich Isabel. „Ja, ich muss auch zugeben, dass auf den ersten Blick niemand außer dem Freund und dem Baron als Täter in Frage zu kommen scheinen", sagt Tarek. „Theoretisch hätte aber wohl jeder die Möglichkeit gehabt, in die Mühle zu kommen. Über den Zweitschlüssel, den das Opfer im Hof deponiert hatte, schienen damals jedenfalls so gut wie alle Befragten Bescheid gewusst zu haben. Und auch das kaputte Fenster war kein Geheimnis, genau wie die Tatsache, dass sie auch nur selten abgeschlossen hat." „In so einem kleinen Dorf kann man eben wirklich gar nichts machen, ohne dass es gleich alle wissen", meint Isabel schulterzuckend. „Aber jetzt sollten wir uns auf unsere Fahndung konzentrieren. Vielleicht haben wir ja Glück und finden so wirklich unseren Täter."

MONTAG, 15-09-1986

MORENHOVEN, NRW

„Verfahren im Mordfall Regina Sommer eingestellt" – „Ermittlungen gegen Freund des Opfers fallengelassen" – „Mordfall auch neun Monate nach der Tat ungeklärt" – „Ein Dorf in Angst: Mörder weiterhin auf freiem Fuß"

Eingestellt. Das Verfahren war einfach eingestellt worden! Die Nachricht hatte ihm heute Morgen am Kiosk vom Titelblatt aller regionalen und überregionalen Zeitungen entgegengebrüllt. Nur schwer hatte er seine Freude darüber verbergen können. Dabei war es absehbar gewesen, dass ihm die Polizei nicht auf die Schliche kommen würde. Nicht mal als Zeugen hatten sie ihn vorgeladen. Dabei wohnte er gar nicht weit weg von der Mühle: Keine 20 Minuten durch den Wald brauchte man von dort bis zu seinem Haus. Aber die Beamten waren von Anfang an auf Ulrich fixiert gewesen. Auf Ulrich – und ein bisschen auch auf den verrückten Baron, trotz dessen wasserdichtem Alibi.

Als sie irgendwann damit angefangen hatten, sogar Reginas Patienten zu vernehmen, hatte er kurz Angst bekommen. Aber als ihn auch nach zwei Monaten noch niemand aufs Revier gebeten hatte, hatte er begonnen, sich sicher zu fühlen. Und jetzt, wo das Verfahren gegen Ulrich eingestellt und der Fall eingemottet wurde, brauchte er sich ohnehin keine Sorgen mehr zu machen. Zufrieden betrachtete er eine der Zeitungen, die ordentlich aufgefaltet vor ihm auf dem Küchentisch lag. Er hatte es geschafft: Er hatte das perfekte Verbrechen begangen.

MONTAG, 12-02-2007

SWISSTAL, NRW

„Und, gibt's was Neues?", ruft Tarek Isabel entgegen statt einer Begrüßung. Fast drei Wochen ist es schon her, dass sie Briefe aufgesetzt und an die Männer verschickt haben, die sie im Zuge ihrer aufwendigen Rasterfahndung ausfindig machen konnten. Ganz zu Isabels Erstaunen kam tatsächlich eine beachtliche Personenanzahl als Täter in Frage. Obwohl einige der Männer, die ins Bild gepasst hätten, in der Zwischenzeit tatsächlich gestorben waren, waren immer noch über 50 Männer übrig geblieben. Die meisten von ihnen haben mittlerweile eine DNA-Probe abgegeben – allerdings passte bisher keine davon zu der DNA, die am Tatort gefunden worden war. „Leider nein", antwortet Isabel. Die Warterei geht ihr auf die Nerven. Aber was bleibt ihr schon anderes übrig?

„Warte, ich schau mal nach, wer noch fehlt." Isabel öffnet eine Excel-Tabelle auf ihrem Rechner. Hier haben sie und Tarek fein säuberlich eingetragen, wen sie angeschrieben haben und wer davon schon eine Probe abgegeben hat. „Sieht so aus, als hätten mittlerweile alle auf unseren Brief reagiert. Eigentlich sind alle zu ihrem Termin auf dem Präsidium erschienen", gibt Isabel Auskunft. „Wobei… Moment!" Isabel hält inne und vergrößert das Bild auf ihrem Rechner. „Einer fehlt noch. Manfred Schümann. Sagt dir der Name was?"

„Nein, sagt mir nichts. Ich kann mich auch nicht erinnern, in den Fallakten von ihm gelesen zu haben", überlegt Tarek. „Komisch, er hat damals aber gar nicht weit von der Mühle entfernt gewohnt. Im Nachbardorf am Waldrand, auf halbem Weg Richtung Morenhoven", sagt Isabel. „Mittlerweile ist er umgezogen. Er ist jedenfalls der Einzige, der noch fehlt." „Ich finde, da sollten wir mal nachhaken", meint Tarek. „Die Adresse ist auch gar nicht weit von hier. Ich würde sagen, wir statten ihm einfach mal einen Besuch ab."

Auf der Fahrt zu der neuen Adresse von Manfred Schümann sitzt Isabel wie auf heißen Kohlen. Tarek, der sich in der Gegend gut auskennt, weist ihr vom Beifahrersitz aus den Weg. „Die nächste rechts", sagt er jetzt. „Dann müssten wir da sein." Isabel setzt den Blinker und biegt in eine breite Straße ein, die von neu aussehenden Mehrfamilienhäusern gesäumt ist. „Das ist es." Tarek zeigt auf ein blau gestrichenes Haus mit weißen Fensterläden ganz am Anfang der Straße. Isabel hält an und sie steigen aus. „Schümann, Schümann – ah, hier: Schümann." Isabel geht die Klingelschilder durch und klingelt dann bei der Dachgeschosswohnung. Nach wenigen Sekunden meldet sich jemand: „Schümann?" „Guten Tag, wir sind von der Kriminalpolizei. Wir haben ein paar Fragen an Sie, würden Sie uns bitte aufmachen?", antwortet Isabel. „Einen Moment, ich komme runter", ertönt es aus der Gegensprechanlage. Isabel und Tarek werfen sich vielsagende Blicke zu.

Wenige Minuten später wird die Tür geöffnet. Vor ihnen steht ein grauhaariger Mann Anfang 50. Isabel stellt sich und Tarek vor und erklärt dann den Grund ihres Besuchs. „Oh, den Brief muss ich irgendwie übersehen haben", lacht der Mann unsicher. „Danke für Ihren Besuch, aber ich habe in den nächsten Tagen leider gar keine Zeit, vorbeizukommen und eine Probe abzugeben." Der Mann lächelt entschuldigend und will sich grade zum Gehen wenden, als Isabel ihm zuvorkommt. „Das ist kein Problem, Herr Schümann. Sie können Ihre Probe direkt bei uns abgeben. Wir haben eine entsprechende Ausrüstung dabei." „Oh…" Isabel beobachtet, wie dem Mann sämtliche Farbe aus dem Gesicht weicht. „D-das, das geht gerade nicht. Ich habe Besuch und will nicht, dass meine Gäste einen falschen Eindruck bekommen. Außerdem – sagten Sie nicht, die Abgabe einer Probe sei freiwillig?" „Im Moment ist sie das", erwidert Tarek barsch. „Das kann sich für Sie aber schnell ändern."

„Tja, wenn das so ist", sagt der Mann, nun wieder deutlich selbstsicherer, „dann würde ich Sie jetzt bitten, zu gehen. Einen schönen Tag wünsche ich Ihnen beiden noch!" Fassungslos sehen Isabel und Tarek zu, wie Manfred Schümann wieder im Treppenhaus des Mehrfamilienhauses verschwindet. „Na, warte", sagt Isabel. „Wir fahren jetzt sofort zurück und organisieren einen richterlichen Beschluss. Früher oder später wird er seine Probe abgeben müssen!"

SONNTAG, 09-03-2003

MORENHOVEN, NRW

Nervös schaltete er den Fernseher ein. Heute Abend strahlte das ZDF endlich die Doku *Die DNA-Falle: Todsichere Beweise* aus. Als er den Namen der Sendung vor einer Woche im Fernsehprogramm gelesen hatte, war ihm das Blut in den Adern gefroren. Damals, nach der Tat, hatte er sich so sicher gefühlt. Er hatte wirklich geglaubt, das perfekte Verbrechen begangen zu haben. Aber die ständige Weiterentwicklung und die neuen Technologien hatten ihm einen Strich durch die Rechnung gemacht. Überall wurde jetzt berichtet über Verbrechen, die durch die neuen Möglichkeiten der modernen DNA-Analyse nach Jahrzehnten gelöst worden waren. Fälle wurden neu aufgerollt, Akten entstaubt und uralte Beweise noch einmal untersucht.

Was, wenn jemand auf die Idee kam, den Fall von damals wieder neu aufzurollen? Den Mord an der schönen Heilpraktikerin, der nie hatte aufgeklärt werden können? Er wollte gar nicht daran denken, wo die Ermittler überall seine DNA finden könnten. „Todsichere Beweise"… Er musste sich vorbereiten, sich wappnen für den Fall der Fälle. Deswegen hatte er sich den heutigen Tag im Kalender markiert. Er musste unbedingt diese Doku sehen! In dem Film sollte es um einen ganz ähnlichen Fall gehen. Auch dieses Opfer war erwürgt worden. Den Täter hatte man jetzt, Jahre nach der Tat, überführen können, weil seine DNA an den Handschuhen des Opfers gefunden worden war. Ob Regina auch Handschuhe getragen hatte? Er dachte angestrengt nach, konnte sich aber nicht mehr genau erinnern. Da ertönte auch schon die Titelmelodie. Die Sendung begann.

DIENSTAG, 13-02-2007

SWISSTAL, NRW

Isabel hat ihre Drohung wahrgemacht. Schon am nächsten Morgen liegt der richterliche Beschluss auf ihrem Tisch. „Ich schicke ein paar Streifenkräfte zu seinem Haus", kündigt Tarek an. „Die sollen ihn direkt herbringen." Keine Stunde später sitzt Manfred Schümann vor ihnen im Vernehmungsraum. „Was fällt Ihnen eigentlich ein?", fragt Schümann giftig. „Sie können mich nicht einfach festnehmen! Ich kenne meine Rechte!" Isabel mustert ihn spöttisch. „Wer hat denn gesagt, dass Sie verhaftet sind? Da hätten Sie den Kollegen wohl besser zuhören müssen." „Sie sind lediglich hier, um eine Speichelprobe abzugeben", erklärt Tarek. „Den richterlichen Beschluss dazu haben unsere Kollegen Ihnen ja bereits gezeigt." Manfred Schümann blickt nervös von einem zum anderen. Dann beginnt er zu lächeln. „Der Beschluss wäre doch gar nicht nötig gewesen. Ich hatte mir sowieso vorgenommen, heute deswegen vorbeizukommen."

„Ach ja?" Isabel zieht fragend die Augenbrauen hoch. „Das hat sich gestern aber noch ganz anders angehört." „Sie müssen entschuldigen", erwidert Schümann. „Aber wie ich Ihnen gestern ja bereits gesagt habe: Ich hatte Besuch. Und was macht das denn für einen Eindruck, wenn ich vor meinem Haus eine Speichelprobe abgeben muss?" Tarek mustert ihn skeptisch. „Wie auch immer. Jetzt sind Sie ja da. Wir können also direkt anfangen. Und dann dürfen Sie selbstverständlich wieder gehen." „Oh, das ist gar nicht nötig", antwortet Schümann und holt ein kleines, durchsichtiges Behältnis aus seiner Jackentasche. „Ich war so frei und habe das vorhin schon selbst erledigt. Wie gesagt - ich wäre heute ohnehin vorbeigekommen." Schümann stellt das Behältnis auf den Tisch und macht Anstalten zu gehen.

„Setzen Sie sich wieder hin!", fährt Isabel ihn an. „Wollen Sie uns eigentlich für blöd verkaufen? Woher sollen wir denn wissen, dass das auch wirklich Ihre DNA ist?" Isabel steht auf, streift sich Einmalhandschuhe über und holt aus einem Schrank ein langes Wattestäbchen und einen Behälter. „Was soll denn das?", ereifert sich Schümann. „Herr Schümann, jetzt reicht es aber!", sagt Tarek energisch. „Sie haben den richterlichen Beschluss gesehen!" Schümann mustert die beiden Kommissare angriffslustig, lässt sich dann aber - wenngleich widerwillig - das Stäbchen in den Mund stecken.

„Das wird ein Nachspiel für Sie haben!", sagt er noch auf dem Weg nach draußen. „Ich werde meinen Anwalt einschalten!" „Tun Sie sich keinen Zwang an", antwortet Isabel. „Wenn Ihre DNA passt, können Sie den sicher gut gebrauchen." Ohne ein weiteres Wort stürmt Schümann aus dem Raum.

DONNERSTAG, 15-02-2007

SWISSTAL, NRW

„So schnell sieht man sich wieder", sagt Isabel. Vor ihr auf dem Stuhl im Vernehmungsraum sitzt Manfred Schümann. Erst am Morgen war der Befund des Labors eingetrudelt. Die DNA-Probe von Schümann passte zu den DNA-Spuren, die am Tatort gefunden worden waren. Isabel und Tarek hatten sich sofort um einen Haftbefehl für Schümann und einen Durchsuchungsbeschluss für seine Wohnung gekümmert. Jetzt sitzt er wie ein Häufchen Elend vor den beiden Kommissaren. „Ihre DNA hat gepasst. Aber das wussten Sie sicher schon", beginnt Tarek. „Was uns jetzt viel mehr interessiert: Woher kannten Sie Regina Sommer überhaupt? Sie haben damals nicht weit weg von ihr gewohnt, aber sind nicht einmal zu der Sache befragt worden."

„Wieso hätte ich auch befragt werden sollen?", antwortet Schümann. „Ich kannte sie ja kaum. Die Schwester meiner damaligen Freundin hat manchmal auf ihre Tiere aufgepasst. Wir, also meine Freundin und ich, haben Regina auch hin und wieder beim Spazierengehen getroffen. Wir hatten damals auch einen Hund. Ein- oder zweimal im Jahr war ich auch bei ihr in Behandlung, wegen meiner Rückenschmerzen. Sie hat mir dann Kräuterwickel gemacht, und dann ging es immer wieder für eine Weile. Zum Dank habe ich ab und an Sachen bei ihr repariert, wenn ihr Auto nicht mehr wollte oder die Tür zum Hühnerstall mal wieder geklemmt hat. Das war's. Mehr hatte ich mit ihr nicht zu tun." „Das klingt aber auf jeden Fall anders als ‚Ich kannte sie kaum', finden Sie nicht?", fragt Isabel. „Außerdem, Kräuterwickel. Das ist doch eine ziemlich klassische Behandlungsmethode, soweit ich weiß. Frau Sommer hat Ihre Patienten aber ausschließlich mit Akupressur behandelt. Und auch in den Patientenbüchern von damals konnten wir Ihren Namen nicht finden. Wie erklären Sie sich das?" Isabel beobachtet, wie Manfred Schümann der Schweiß ausbricht. „Achso, naja, ich war ja kein richtiger Patient. Die Kräuterwickel waren eher eine Art Freundschaftsdienst", sagt Schümann.

„Freundschaftsdienst?", hakt Tarek nach. „Ich dachte, Sie hätten Frau Sommer kaum gekannt." Schümann schaut stumm zu Boden. „Herr Schümann", sagt Isabel, „wann haben Sie Frau Sommer zum letzten Mal gesehen?" Er überlegt einen Moment. „Das muss an Silvester 1985 gewesen sein. Ja, ich habe sie morgens beim Einkaufen getroffen. Wahrscheinlich wollten wir beide noch ein paar letzte Besorgungen für den Abend machen." Schümann räuspert sich. „Und naja, sie muss wohl gesehen haben, dass die Rückenschmerzen wieder schlimmer geworden waren. Jedenfalls hat sie mir angeboten, dass ich doch am Nachmittag bei ihr vorbeikommen solle. Dann würde sie mir wieder Kräuterwickel machen, damit ich ohne Schmerzen ins neue Jahr starten könnte." „Und?", fragt

Tarek. „Und was?“, fragt Schümann verwirrt zurück. „Waren Sie bei Frau Sommer und haben sich Kräuterwickel machen lassen?“ „Ach so – ja. Ich war da. Wir haben Bitterlikör getrunken. Das haben wir immer so gemacht, wenn ich für eine Behandlung bei ihr war. Dann bin ich wieder gegangen. Ich erinnere mich, dass mir der Baron beim Rausgehen begegnet ist. Er war gerade auf dem Weg zu Regina. Er war es auch, der mir dann am 3. Januar erzählt hat, dass Regina umgebracht worden ist. Ich kann mich noch gut daran erinnern. Er hat mich nämlich gebeten, niemandem zu sagen, dass ich ihn bei Regina gesehen habe. Wenn Sie mich fragen, wirkt das doch sehr verdächtig, oder nicht?“ Schümann sieht die Ermittler Beifall heischend an.

„Auch, wenn es Ihnen wohl sehr zugute kommen würde, den Mord einem Toten anzuhängen – ich muss Sie enttäuschen“, antwortet Isabel kalt. „Der Baron scheidet als Täter aus. Er hatte für die Tatzeit nämlich ein Alibi.“ „Was uns zu Ihrem Alibi bringt, Herr Schümann“, übernimmt Tarek. „Wie haben Sie Ihren Silvesterabend 1985 verbracht?“ Schümann beginnt zu lachen. „Silvester 1985?“, fragt er. „Wissen Sie eigentlich, wie lange das her ist? Um Ihre Frage zu beantworten: Ich kann Ihnen beim besten Willen nicht mehr sagen, wie ich den Jahreswechsel verbracht habe. Wissen Sie vielleicht noch, was Sie das gemacht haben?“ Isabel geht gar nicht auf Schümanns Frage ein. „Sie können sich also daran erinnern, mittags mit Frau Sommer – einer Frau, die Sie angeblich kaum gekannt haben – Bitterlikör getrunken zu haben, aber nicht mehr daran, wie Sie ins neue Jahr gefeiert haben? Das glauben Sie doch selbst nicht.“

„Es kann außerdem gar nicht sein, dass Sie mit Frau Sommer Bitterlikör getrunken haben“, fügt Tarek hinzu. „Die einzige Flasche Bitterlikör, die in der Mühle gefunden wurde, war noch verschlossen. Ist es nicht eher so, dass Sie sich so gut an den Likör erinnern können, weil er ein Teil Ihrer perversen Inszenierung war? Die Flasche wurde zerbrochen in unmittelbarer Nähe des Opfers gefunden!“ Darauf weiß Schümann keine Antwort mehr. Isabel lässt ihm auch keine Zeit, seine Gedanken zu sammeln. „Kommen wir zum eigentlichen Punkt, weshalb Sie heute hier sind: Ihre DNA am Tatort. Wie kam die da wohl hin?“ „Aber das habe ich Ihnen doch schon gesagt!“, erwidert Schümann genervt. „So?“, fragt Isabel und zieht die Augenbrauen hoch. „Das muss mir wohl entgangen sein. Ich kann mich jedenfalls nicht daran erinnern.“ „Meine DNA war offensichtlich am Tatort. Ich war ja, wie schon gesagt, wenige Stunden vorher noch in ihrer Küche“, antwortet Schümann mit ungeduldigem Unterton. „Herr Schümann, so einfach ist das nicht. Man hinterlässt DNA nicht mal eben da, wo man geht und steht“, klärt Tarek ihn auf. „Trotzdem“, entgegnet Schümann. „Ich war bestimmt über eine Stunde bei Regina und der Mensch verliert schließlich alle 15 Minuten ein Haar. Damals habe ich auch noch geraucht. Vielleicht habe ich auch eine Zigarettenkippe im Hof fallen lassen und der Hund hat sie ins Haus geschleift.“

„Sie scheinen ja wirklich bestens informiert zu sein", meint Isabel unbeeindruckt. „Das erklärt trotzdem nicht, wie ihre DNA an ein Einmachglas in der Küche, an die Handschuhe und die Strumpfhose von Frau Sommer und sogar unter einen ihrer Fingernägel gekommen ist. Bei dem Einmachglas handelt es sich übrigens um das Glas, indem einige der Körner waren, die der Täter über die Leiche von Frau Sommer gestreut hat." Schümann wird blass. Doch noch ehe er etwas erwidern kann, klopft es an der Tür und ein weiterer Kommissar tritt ein. „Die Kollegen sind von der Wohnungsdurchsuchung zurück."

DONNERSTAG, 15-02-2007, EINIGE STUNDEN ZUVOR

MORENHOVEN, NRW

Nikolai Sobotka ist der Erste, der die Wohnung von Manfred Schümann betritt. Den langen Flur säumen Fotos, die meisten zeigen einen Hund, einige Schümann mit einer hübschen blonden Frau. Am Ende des Flures führt eine kleine Treppe ins Obergeschoss der Wohnung. „Ich schaue mich oben um", ruft Nikolai seinen Kollegen zu. „Teilt ihr euch hier unten auf?" Die anderen nicken zustimmend und verteilen sich auf Küche, Wohnzimmer, Flur und Bad. Nikolai wendet sich wieder der Treppe zu und geht langsam nach oben.

Oben angekommen steht er mitten in Schümanns Schlafzimmer. Der Raum unter dem Dach wird von einem großen Bett dominiert. Zwei Nachttische, ein Kleiderschrank, ein vor Papieren überquellender Schreibtisch. Nikolai nimmt sich zuerst das Bett und die beiden Nachttische vor, kann aber nichts Auffälliges finden. Dann widmet er sich dem Schreibtisch. Die komplette Schreibtischoberfläche ist über und über mit losen Blättern bedeckt. Bei genauerem Hinsehen erkennt Nikolai, dass sie mit Schümanns Arbeit zusammenzuhängen scheinen: Die meisten der Blätter weisen einen Firmenstempel auf. Er legt alle Blätter aufeinander, räumt den Stapel beiseite und widmet sich den Schubladen. In den ersten beiden findet er nur Büromaterial: einen Locher, einen Tacker, eine Schale mit Büroklammern. In der untersten Schublade liegen mehrere Ringbücher. Nikolai nimmt sich das oberste und beginnt, darin zu blättern. Doch es scheint unbenutzt. Er nimmt sich das zweite. Auf den ersten Blick scheint auch dieses Buch unbenutzt zu sein. Plötzlich sieht Nikolai beim schnellen Durchblättern etwas Blaues hervorblitzen. Er blättert zurück, und tatsächlich: Eine Seite in der Mitte des Buches ist beschrieben. Er überfliegt den Text, stutzt und liest ihn noch einmal, diesmal sorgfältiger. „Das dürfte die Kollegen interessieren", murmelt er. Dann packt er das Buch ein und inspiziert den restlichen Raum.

Als Nikolai die Treppe runterkommt, ist die Durchsuchung im Untergeschoss noch in vollem Gange. „Und? Habt ihr schon was gefunden?", fragt er eine Kollegin, die gerade dabei ist, die Kommode im Flur auszuräumen. „Küche und Bad waren unauffällig", antwortet sie. „Das hier ist auch der letzte Schrank im Flur, den wir uns vornehmen müssen. Aber ich glaube nicht, dass ich hier etwas finden werde außer Mützen und Schals." Skeptisch mustert sie den Inhalt der Schubladen, den sie ordentlich gestapelt um sich herum verteilt hat. Nikolai bedankt sich und geht ins Wohnzimmer.

Im größten Raum der Wohnung sind vier Kollegen mit der Durchsuchung beschäftigt. „Gut, dass du kommst", sagt der eine. „Wir haben unter dem Sofa einen Schuhkarton gefunden. Der Inhalt liest sich ziemlich interessant." Er reicht Nikolai den Karton. Mit einem Blick nimmt dieser den Inhalt auf. „Sehr gut", sagt Nikolai. „Macht den Raum noch fertig, dann fahren wir zurück. Isabel und Tarek werden sich freuen."

DONNERSTAG, 15-02-2007, ETWAS SPÄTER

SWISSTAL, NRW

Als Isabel und Tarek den Vernehmungsraum verlassen, kommt ein Kollege auf sie zugeeilt. „Isabel, eine Frau Rita Bechthold ist hier. Sie sagt, du wolltest mit ihr sprechen." Isabel überlegt einen Moment. „Bechthold, Bechthold. Aber klar, das ist die Exfreundin von Manfred Schümann! Ich habe sie gebeten, vorbeizukommen und ein paar Fragen zu beantworten", fällt es Isabel wieder ein. „Sie wartet draußen", sagt der Kollege und geht. „Wir sollten zuerst mit Frau Bechthold sprechen", findet Tarek. „Die Ergebnisse der Hausdurchsuchung können wir uns später immer noch anschauen."

Keine zehn Minuten später sitzen sie mit Rita Bechthold in einem anderen Vernehmungsraum. Sie ist sichtlich nervös und schaut unsicher von Isabel zu Tarek. „Frau Bechthold", beginnt Tarek jetzt, „meine Kollegin hat Ihnen ja am Telefon bereits erklärt, worum es geht." „Ich kann es immer noch nicht glauben", erwidert Rita Bechthold aufgeregt. „Manfred soll das mit Regina damals gewesen sein?" „Die Beweise sprechen dafür", bestätigt Isabel. „Es ist allerdings immer noch einiges unklar. Was könnte Ihr Ex-Freund denn für ein Motiv gehabt haben, Frau Sommer umzubringen?" „Ein Motiv? Da fällt mir keines ein. Wir hatten ja kaum etwas mit Regina zu tun. Sabine, meine Schwester, hat manchmal auf ihren Hund aufgepasst, wenn sie einen Termin hatte. Aber Manfred und ich? Wir haben sie höchstens manchmal beim Spazieren gehen getroffen. Wie das eben so ist unter Hundebesitzern." Rita Bechthold lacht unsicher.

„Frau Bechthold, Herr Schümann hat ausgesagt, am Mittag des 31. Dezember 1985 für eine Behandlung bei Frau Sommer gewesen zu sein. Wie er den Silvesterabend verbracht hat, weiß er angeblich nicht mehr. Sie haben zu dieser Zeit noch zusammengewohnt, nicht wahr? Können Sie das bezeugen?" Rita Bechthold rutscht unruhig auf ihrem Stuhl hin und her. Das Thema ist ihr sichtlich unangenehm. „Naja, also – Sie wissen ja wahrscheinlich, dass Manfred und ich uns kurz nach Silvester getrennt haben", sagt sie kleinlaut. „Und die Beziehung war eigentlich schon lange davor am Ende. Manfred wusste das auch und – also – über Silvester war ich verreist. Mit meinem jetzigen Mann."

„Das ist ja interessant", erwidert Tarek. „Wie kam es denn zu dem Bruch?" „Sie müssen wissen, es gab auch glückliche Zeiten in unserer Beziehung", sagt Rita Bechthold. „Wir waren immerhin zehn Jahre zusammen! Gegen Ende wurde es aber immer schlimmer." „Was genau wurde immer schlimmer?", hakt Isabel nach. „Er hatte ständig Geldprobleme", seufzt Rita Bechthold. „Bis 1985 hat er für eine Spedition gearbeitet, aber das Geld hat nie gereicht. Die Samstage hat er meistens auf dem Flohmarkt verbracht, um an ein bisschen Geld zu kommen. Manchmal hat er auch die Autos von ein paar Leuten im Dorf repariert. Irgendwann hatte er dann genug. Er hat den Job bei der Spedition hingeschmissen und mit Erfolg die Prüfung zum Industriemeister abgelegt. Trotzdem, ohne den Job bei der Spedition hatte er jetzt natürlich noch weniger Geld. Zu der Zeit war er auch ständig betrunken… Ich bin dann meistens ausgegangen. Und, naja… Dann habe ich meinen Mann kennengelernt." Sie schaut betreten zu Boden.

„Wie hat Herr Schümann die Trennung denn verkraftet?", will Isabel wissen. „Das war sehr schwer für Manfred", sagt Rita Bechthold nachdenklich. „Lange Zeit wollte er es gar nicht einsehen. Dabei war es doch absehbar. Ich habe ihm im September schon gesagt, dass ich so nicht weitermachen will, und dann auch die meiste Zeit wieder bei meinen Eltern übernachtet. Als ich dann über Silvester mit Henning im Urlaub war – das hat ihn ziemlich getroffen. Er hat mich auch danach ständig angerufen. Das ging noch bis weit in den Sommer so, richtiger Telefonterror war das." „Danke, Frau Bechthold", sagt Isabel. „Sie haben uns sehr geholfen."

Draußen auf dem Gang schauen sich Isabel und Tarek ratlos an. „Geldsorgen, Alkoholprobleme und eine Trennung", sagt Isabel, „da kommt einiges zusammen." „Wir haben aber immer noch kein Motiv. Keines seiner Probleme ist durch Regina Sommer ausgelöst worden. Warum hat er ausgerechnet sie umgebracht?", erwidert Tarek. „Er war es, das steht fest", meint Isabel. „Aber du hast recht: Es ergibt keinen Sinn." „Vielleicht hat er seine Wut darüber, dass seine eigene Freundin ihn betrügt, an ihr ausgelassen", überlegt Tarek. „Regina Sommer hat ihren Freund damals schließlich auch mindestens zwei Mal betrogen." „Vielleicht war es aber auch einfach nur eine Kurzschlussreaktion", entgegnet Isabel. „In den Akten stand doch, dass der Täter schon im Haus war und von Regina Sommer überrascht worden ist. Vielleicht wollte er einfach nur bei ihr einbrechen. Er muss ja schließlich davon ausgegangen sein, dass sie mindestens bis nach Mitternacht mit ihrem Freund zusammen ist und vielleicht auch bei ihm übernachtet. Perfekte Bedingungen für einen Einbruch. Außer natürlich, der Hausbesitzer kommt früher zurück als erwartet…" „Aber warum dann die Leiche so entstellen?", fragt Tarek. „Wenn ich das nur wüsste…", seufzt Isabel. „Komm, wir schauen uns die Ergebnisse der Durchsuchung an. Vielleicht ist das aufschlussreicher."

FREITAG, 16-02-2007

SWISSTAL, NRW

Ungeduldig sitzt Manfred Schümann im Vernehmungsraum. Seit einer halben Stunde wartet er jetzt schon hier. Der Stuhl ist unbequem und der Kaffee, den man ihm gebracht hat, inzwischen kalt. Er kennt die Taktik, hat sie in Filmen oft gesehen: Sie wollen ihn mürbe machen. Aber das werden sie nicht schaffen. In dem Moment öffnet sich die Tür. „Guten Morgen, Herr Schümann", flötet Isabel. „Warum bin ich schon wieder hier?", beschwert er sich direkt. „Sie haben mich doch erst gestern befragt." „Wie Sie ja aber sicher mitbekommen haben, wurde auch Ihre Wohnung gestern durchsucht", entgegnet Tarek. „Und unsere Kollegen haben da ein paar ganz interessante Sachen gefunden."

Tarek legt zwei Blätter in Plastikfolie vor Manfred Schümann auf den Tisch. „Erkennen Sie die wieder?", fragt Isabel. „Jetzt wissen wir zumindest, warum Sie sich so gut mit der ganzen DNA-Thematik auskennen." Isabel nimmt eines der Blätter und liest vor: „9. März 2003 – ZDF: *Die DNA-Falle: Todsichere Beweise*. Sie haben sich sogar aufgeschrieben, um welchen Fall es gehen soll – ebenfalls ein Fall, in dem das Opfer erwürgt wurde. Die Täter-DNA konnte Jahre später an einem Handschuh des Opfers sichergestellt werden. Die Parallelen zwischen diesem Fall und dem Mord an Regina Sommer sind fast schon unheimlich, finden Sie nicht?" Für einen Moment ist Manfred Schümann ganz still. Dann antwortet er: „2003? Ich bitte Sie", lacht er. „Das ist vier Jahre her. Mich hat das Thema einfach interessiert, deswegen habe ich es mir damals wohl aufgeschrieben. Die Reportage an sich habe ich aber nie gesehen." „Ach nein?", fragt Tarek. „Komisch. Darin geht es nämlich ganz ausführlich darum, wie man DNA aus Haaren gewinnen kann. Es wird auch geschildert, dass ein Mensch alle 15 Minuten ein Haar verliert. Ein Fakt, über den Sie uns erst gestern noch belehrt haben." „Es geht im Übrigen auch um DNA-Spuren an Zigarettenkippen", fährt Isabel fort. „Aber das brauche ich Ihnen wohl nicht zu erzählen. Sie schienen gestern ja alles darüber zu wissen." „Dass Sie sich vier Jahre nach der Ausstrahlung noch so gut an den Inhalt dieser Reportage erinnern können, finde ich bemerkenswert, Herr Schümann", sagt Tarek. „Es sei denn, Sie haben die Reportage damals aus einem anderen Grund geschaut als nur aus reinem Interesse."

„Das können Sie mir nicht beweisen", schnaubt Schümann. „Ich habe diese Reportage nie gesehen." „Wie Sie wollen", sagt Isabel, „dann kommen wir doch gleich hierzu." Isabel nimmt das zweite Blatt Papier und liest erneut vor: „‚Seriöser und dominanter Er, Mitte 40, sucht devote Sie oder Paar, von dem Sie erzogen wird. Habe eigene Vorstellungen, die mit dem Normalen nicht mehr viel zu tun haben. Alter zwischen 50 und 70 Jahren, gerne auch älter. Bin auch an Foto- und Video-Material von alten und sehr alten Frauen interessiert.' – Dass Sie diese Anzeige in der Zeitung aufgegeben haben, werden Sie aber wohl nicht abstreiten, oder?" „Ja, das war ich", sagt Schümann. „Na und? Das wird ja wohl noch nicht verboten sein, oder?" „Verboten ist es natürlich nicht", entgegnet Tarek. „Wenn man aber überlegt, in welchem Zustand die Leiche von Frau Sommer gefunden wurde, macht es uns natürlich stutzig, wenn wir erfahren, dass Sie der Sadomaso-Szene angehören."

„Das tue ich ja gar nicht", sagt Schümann. „Ich habe eine Zeit lang einen kleinen Onlinehandel betrieben und bestimmtes Foto- und Videomaterial verkauft. Deswegen habe ich in der Anzeige ja auch explizit nach Foto- und Videomaterial gefragt." „Herr Schümann, hören Sie doch endlich auf, uns etwas vorzulügen", fährt Isabel ihn an. „Wir wissen, dass Sie Frau Sommer umgebracht haben! Soll ich Ihnen mal sagen, was ich denke? Ich denke, Sie wollten bei Frau Sommer einbrechen. Es war ein offenes Geheimnis, dass sie einen Zweitschlüssel draußen versteckt hatte. Damit war es für Sie ein Leichtes, in die Mühle zu gelangen. Aber dann kam Frau Sommer zu früh von ihrer Verabredung zurück. Da haben Sie Panik bekommen und beschlossen, Frau Sommer zu töten. Als sie dann zur Tür reinkam, haben Sie sie überfallen, erwürgt und später auch noch ihre Leiche geschändet. Vielleicht hat es Sie ja angemacht? Und damit der Einbruch nicht ganz umsonst war, haben Sie auch noch 250 Mark aus ihrem Geldbeutel geklaut!" Schümann mustert Isabel spöttisch. „Sie haben eine blühende Fantasie, Frau Kommissarin. Nur beweisen können Sie mir das nicht."

„Ihre DNA am Tatort allein reicht aus, um Sie zu überführen. Das werden Sie ja aus der ZDF-Reportage gelernt haben. Ich frage Sie daher jetzt ein letztes Mal: Welchen Grund hatten Sie, Frau Sommer umzubringen?", fragt Isabel nachdrücklich. „Ich hatte keinen Grund", sagt Schümann ruhig. „Weil ich es nicht gewesen bin!" „Und wie kommt dann Ihre DNA an den Tatort?", fragt Tarek. Schümann blickt von einem zum anderen, dann seufzt er. „Ich gebe zu: Ich war nicht ganz ehrlich zu Ihnen." Isabel und Tarek schauen ihn erwartungsvoll an. „Regina und ich – wir hatten damals eine Affäre." „Eine Affäre? Das glauben Sie doch selbst nicht", sagt Isabel. „Es war aber so", braust Schümann auf. „An Silvester war ich wirklich bei ihr. Allerdings nicht wegen der Kräuterwickel. Wir hatten uns mittags bei ihr verabredet. Sie wollte noch einmal etwas Spaß haben, bevor sie sich abends wieder mit Ulrich treffen musste." Schümann lacht anzüglich. „Aber dann ist der alte Baron reingeplatzt. Da bin ich gegangen. Wir wollten uns dann am Nachmittag bei mir erneut treffen." „Frau Sommer war also am Nachmittag des 31. Dezember 1985 bei Ihnen zu Hause?", will Tarek wissen. „Von wann bis wann?" Schümann denkt nach. „Ich glaube, sie ist um 16:30 Uhr vorbeigekommen. Um 18:30 Uhr habe ich sie wieder nach Hause gefahren. Verstehen Sie jetzt, warum ich keine DNA-Probe abgeben wollte?"

„Wir verstehen sehr gut, warum Sie keine Probe abgeben wollten, Herr Schümann", antwortet Isabel kühl. „Diese angebliche Affäre war aber sicher nicht der Grund dafür. Zwischen 16:30 und 18:30 Uhr hat Frau Sommer von ihrem Festnetztelefon mit drei verschiedenen Leuten telefoniert. Sie kann in dieser Zeit also unmöglich bei Ihnen zu Hause gewesen sein." Schümann will etwas erwidern, sackt dann aber nur stumm auf seinem Stuhl zusammen. „Vielleicht fällt Ihnen vor Gericht ja wieder ein, warum Sie Frau Sommer umgebracht haben", sagt Isabel. Dann geht sie mit Tarek aus dem Raum und lässt Manfred Schümann allein im Verhörraum zurück.

SAMSTAG, 03-03-2007

JVA

Er ist aufgeflogen. Er hat es schon gewusst, als der Brief ins Haus geflattert kam. Danach war es nur noch eine Frage der Zeit gewesen. Und jetzt sitzt er im Gefängnis und wartet auf seinen Prozess. Er wird wegen Mordes verurteilt, so viel ist klar. Er schaut sich in seiner spärlich eingerichteten Zelle um. Das soll von nun an also sein Leben sein. Er hat sein Schicksal akzeptiert. Zugeben wird er die Tat aber trotzdem nicht. Wozu auch? Seine DNA am Tatort ist schließlich Beweis genug. Die Theorie der Kommissarin ist gar nicht mal schlecht gewesen. Aber was sich damals wirklich in der alten Mühle zugetragen hat, dieses Geheimnis wird er mit ins Grab nehmen.

FREITAG, 22-06-2007

SWISSTAL, NRW

„Hast du die Neuigkeit schon gehört?", fragt Tarek Isabel. „Im Prozess gegen Manfred Schümann wurde heute das Urteil gefällt!" Die Ermittlungen zum Mord an Regina Sommer liegen mittlerweile schon fast sechs Monate zurück. Beim Namen Manfred Schümann wird Isabel aber sofort hellhörig. „Und?", fragt sie neugierig. „Jetzt spann mich doch nicht so auf die Folter!" „Manfred Schümann wurde wegen Mordes zu einer lebenslangen Freiheitsstrafe verurteilt!", verkündet Tarek triumphierend. Isabel atmet erleichtert auf. „Das ist gut", sagt sie. „So richtig zufrieden bin ich aber ehrlich gesagt nicht. Er war es, daran besteht kein Zweifel. Aber warum? Das ergibt für mich einfach keinen Sinn!"

Schümann hat die meiste Zeit des Prozesses gegen ihn schweigend verbracht und von seinem Aussageverweigerungsrecht Gebrauch gemacht. Bis zum Schluss hat er die Tat nicht zugegeben. „Ja, den Grund werden wir wohl nie erfahren", seufzt Tarek. „So ist das eben manchmal. Aber ich finde, wir können trotzdem stolz auf uns sein. Immerhin haben wir den Fall nach über 20 Jahren doch noch gelöst!" „Ja, du hast ja recht", seufzt Isabel. „Trotzdem, irgendwie frustrierend." „Hey, ich und ein paar von den Kollegen wollen heute Abend was trinken gehen. Komm doch mit! Das bringt dich bestimmt auf andere Gedanken." Isabel überlegt. „Mhm", sagt sie. „Warum eigentlich nicht? Ich muss an diesem Wochenende auch ausnahmsweise nicht arbeiten. Außer natürlich, du klingelst mich am Sonntagmorgen wieder aus dem Bett, weil ein neuer Fall ansteht." Tarek schaut Isabel verwundert an, dann muss er lachen. „Ich kann dir nicht versprechen, dass das nicht passiert!"

ERMITTLUNGSARBEIT

Straftatbestand: Tötungsdelikte

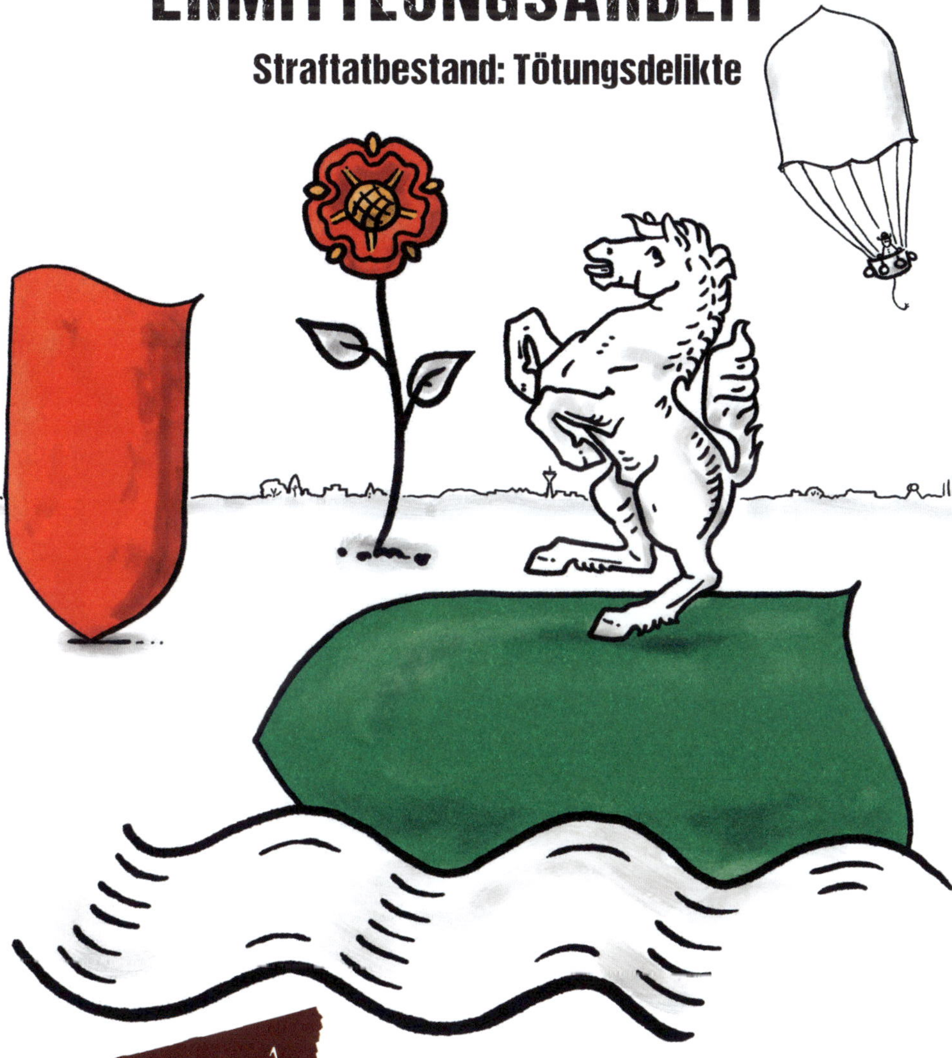

RÄTSEL 1

Schlimme und furchtbare Verbrechen gibt es überall auf der Welt und natürlich auch in Deutschland, in jedem Bundesland. Welches Bundesland suchen wir hier?

WELCHES BUNDESLAND SUCHEN WIR?

LÖSUNG

Richtig kombiniert? Es handelt sich um Nordrhein-Westfalen. Falls nicht: Wir haben auf S. 41 das Wappen des Bundeslands in seine Einzelteile zerlegt.

In NRW ereignete sich unser erster Fall, der Mord in der Alten Mühle. Er konnte aufgeklärt werden, wenn auch erst nach Jahrzehnten, als Cold Case.
Unter einem Cold Case versteht die Polizei einen ungelösten Fall – meistens ein Tötungsdelikt. Ergeben sich neue Hinweise in einem solchen Fall, werden die Ermittlungen als sogenannte Cold-Case-Ermittlungen wieder aufgenommen.

Im Bundesland Niedersachsen kümmern sich Sonderermittler aktuell (Stand: 2021) um ca. 370 Cold-Case-Fälle.
Und in Baden-Württemberg gibt es seit 2019 eine extra Sonderermittlungsgruppe für Cold Cases, bestehend aus Ermittlern von der Kriminalpolizei und Beamten vom Landeskriminalamt Baden-Württemberg.

Kann ein Mord verjähren?

§ 78 Strafgesetzbuch (StGB)

(1) Die Verjährung schließt die Ahndung der Tat und die Anordnung von Maßnahmen aus.

(2) Verbrechen nach § 211 (Mord) verjähren nicht.

UNGELÖSTE COLD CASES

Unbekannter toter Mann

An einem Januartag im Jahr 2002 findet ein niederländischer Fahrer an der A60 in Rheinland-Pfalz einen Toten. Die Leiche lag mehrere Tage im Schnee und war gefroren.
Das Opfer muss auf üble Art und Weise getötet worden sein. Er ist 1,77 m groß, schlank, hat schwarze Haare, braune Augen und laut der Polizei südländisches Aussehen. Am linken Handgelenk hat er eine 5 cm lange Narbe.
Es müssen mehrere Schüsse auf seinen Kopf und Oberkörper abgegeben worden sein. Am Fundort findet die Polizei eine große Menge Blut und Patronenhülsen, sie geht davon aus, dass der Mann an dem Ort auch getötet wurde.
Die Polizei Rheinland-Pfalz sucht bis heute nach Hinweisen, wer der Mann ist.

Mit 79 ermordet

Berlin, Wedding, 14. Dezember 1997. Mittags telefoniert eine Frau mit ihrer Mutter. Die Mutter ist Rentnerin, 79 Jahre alt und wohnt alleine. Kurz nach 12 Uhr versucht die Frau nochmals, ihre Mutter anzurufen, doch diese geht nicht ans Telefon.
Um 14:50 Uhr betritt die Frau die Wohnung ihrer Mutter. Sie findet die Mutter tot auf, im Bett liegend, teilweise unbekleidet – erdrosselt und erstochen.
Die Berliner Mordkommission geht von einem Sexualmord-Motiv aus. Die Ermittler befragen mögliche Zeugen nach einem jungen Mann, dessen Verhalten sich nach dem Dezember 1997 auffällig verändert hat.
Der Fall bleibt ungelöst.

JETZT WEITERHÖREN!

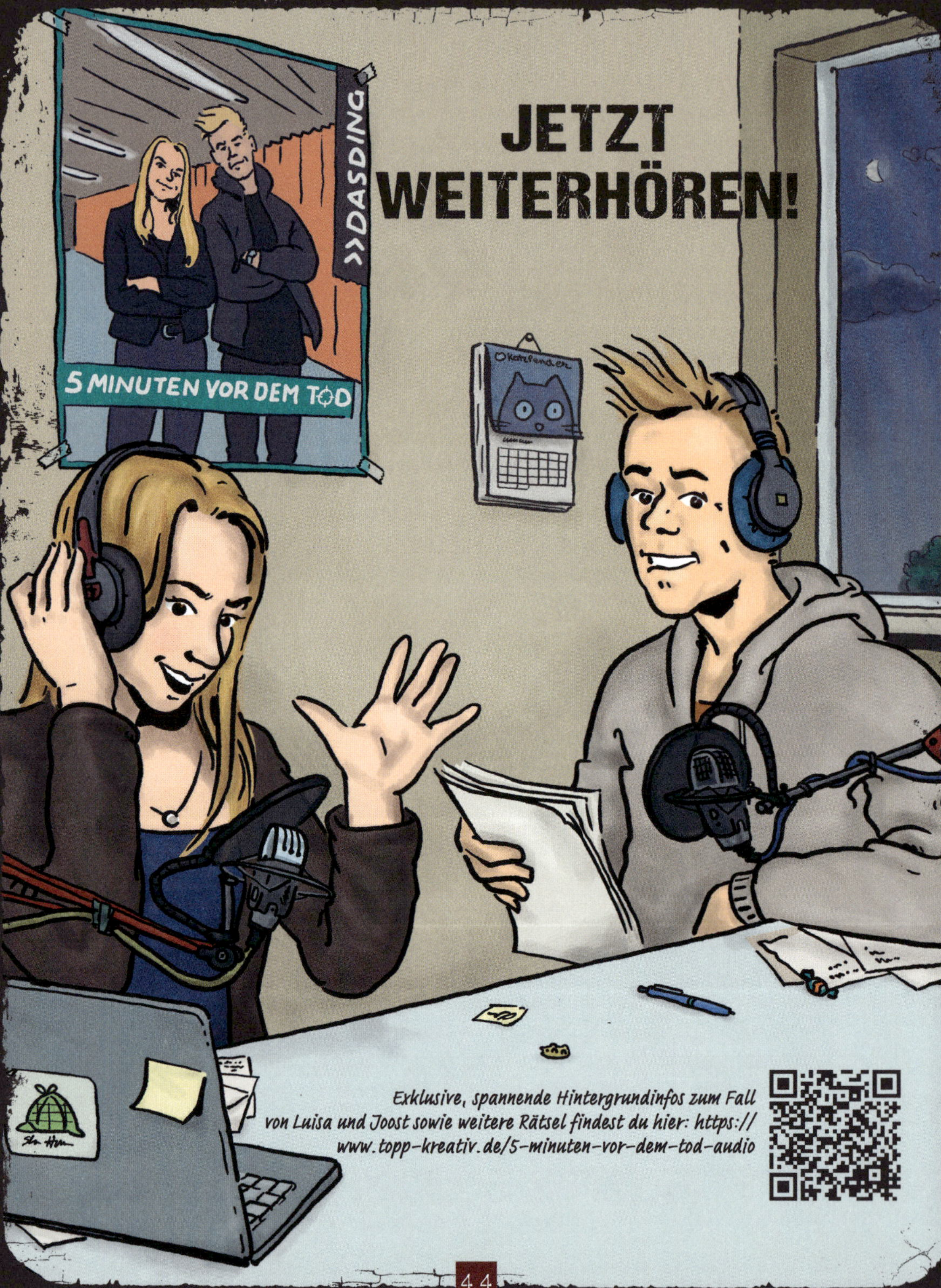

Exklusive, spannende Hintergrundinfos zum Fall von Luisa und Joost sowie weitere Rätsel findest du hier: https://www.topp-kreativ.de/5-minuten-vor-dem-tod-audio

ERMITTLUNGSARBEIT

Straftatbestand: Tötungsdelikte

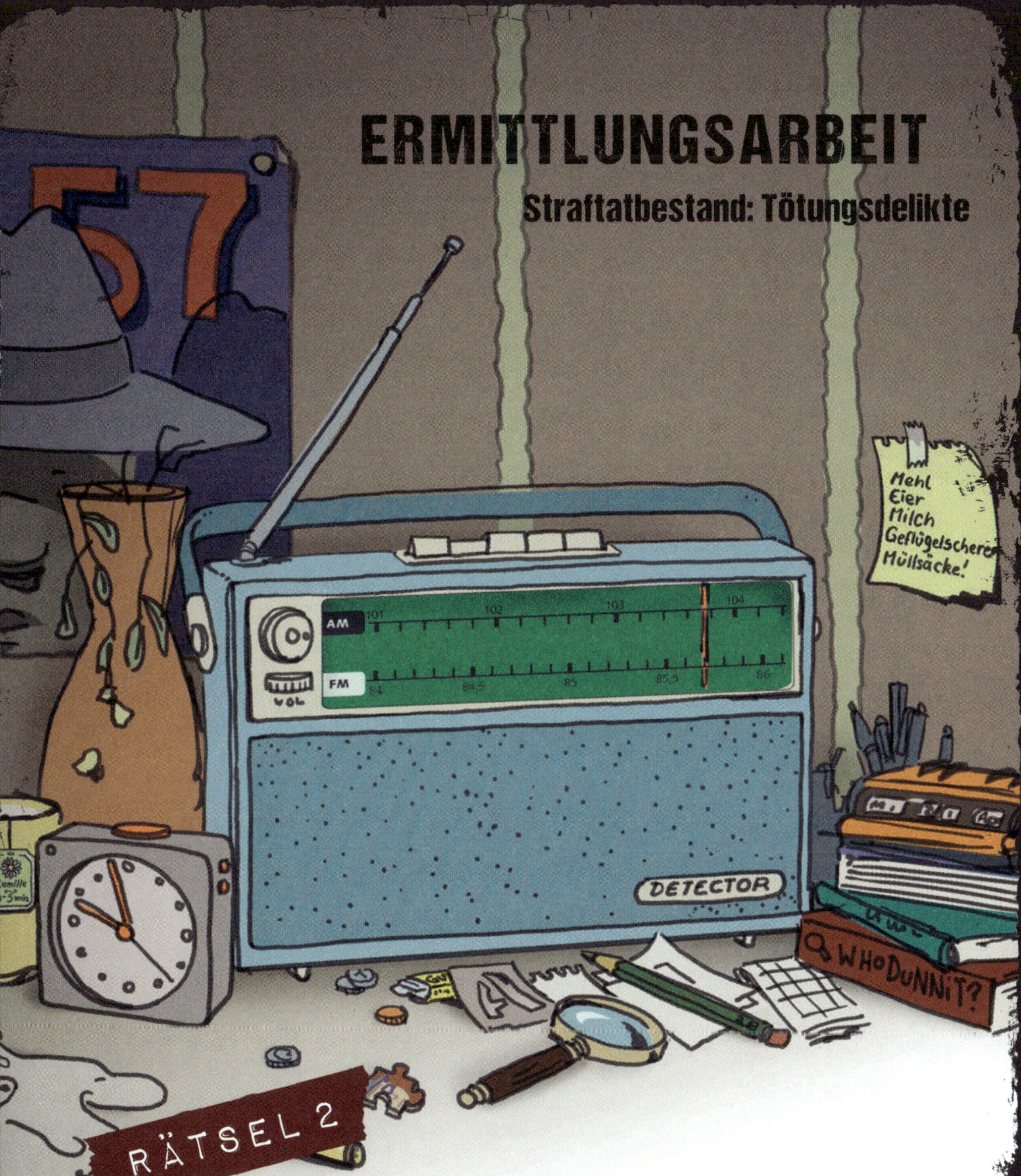

RÄTSEL 2

Unser Fall ereignete sich bei Bonn und es handelt sich um ein Tötungsdelikt. Dieser Straftatbestand umfasst Mord, Totschlag und Tötung auf Verlangen. Wie viele aller Tötungsdelikte in Bonn wurden im Jahr 2019 aufgeklärt? Eines der Details auf diesem Tisch verrät dir die genaue Prozentzahl!

WIE VIELE ALLER TÖTUNGSDELIKTE IN BONN WURDEN AUFGEKLÄRT?

LÖSUNG

Gefunden? Richtig ist 87,5%.
Falls nicht: Das Frequenzband des alten Radios auf S. 45 zeigt diese Zahl.

Diese Zahl bedeutet:

- Im Jahr 2019 gab es in der mittelgroßen deutschen Stadt 21 Tötungsdelikte.
- Durchschnittlich wurde also alle 2,5 Wochen ein (entdecktes) Tötungsdelikt verübt.
- 18 dieser Fälle wurden aufgeklärt.
- 23 männliche Tatverdächtige und nur 2 weibliche Tatverdächtige wurden dabei festgenommen.

NICE TO KNOW!

SCHLECHTE NOTEN BEI TÖTUNGSDELIKTEN

Diese deutschen Städte haben die schlechtesten Aufklärungsquoten für diesen Tatbestand:

HAMM: 66,7 % bei 6 Fällen

HEIDELBERG: 66,7 % bei 6 Fällen

ERFURT: 75 % bei 8 Fällen

REMSCHEID: 75 %,
aber auch nur 4 Fälle

KASSEL: 81,8 % bei 22 Fällen

Zugegebenermaßen klingen selbst diese „schlechten“ Quoten gar nicht SO schlecht. Die meisten Morde und Totschläge in Deutschland werden also aufgeklärt.

Jedoch, betrachten wir das Beispiel Kassel mal genauer: Von 22 Tötungsdelikten wurden in Kassel 4 Fälle nicht aufgeklärt! ▶ Mindestens ein Täter oder sogar vier Täter (oder noch mehr) kamen zumindest bislang ungestraft davon!

Mordprozess im Landgericht Aachen

Opfer „WIE MÜLL“ in Sandgrube entsorgt

Tatort: eine Werkstatt in NRW, 1996. Zwischen einem Mann aus Würselen, Thomas K.*, einem Mittäter und dem Opfer kommt es zum Streit. Thorben K. wollte seine Werkstatt nicht mehr mit ihm teilen. Der Komplize soll dem Opfer mehrfach mit großer Kraft auf den Kopf geschlagen haben.

Irgendwann gibt Thorben K. dem Opfer „den Rest“, wie später ein Richter sagen wird. Die Leiche entsorgen die Männer „wie Müll“ in einer ungefähr 100 km entfernten Sandgrube in der Nähe von Duisburg.

Das Ziel war wohl wirklich, an die Werkstatt zu gelangen und diese ohne das Opfer weiter zu betreiben.

*** Name geändert**

Die Ermittlungen führen nicht zum Erfolg.
Als der Fall 2019 zum wiederholten Mal in der Fernsehsendung *Aktenzeichen XY … ungelöst* behandelt wird, gibt der Bruder des Komplizen den entscheidenden Hinweis. „Er wollte, dass das Opfer einen Namen bekommt, dass die Angehörigen Gewissheit haben“, sagt später der Richter.
Der Komplize ist ein Jahr nach der Tat bei einem Verkehrsunfall gestorben. Der Haupttäter Thorben K wird 2021 nach 25 Jahren zu lebenslanger Haft verurteilt. Das Urteil lautet auf Mord in Tateinheit mit räuberischer Erpressung mit Todesfolge. Nachdem das Urteil ergangen war, kündigte die Verteidigung an, Revision einlegen zu wollen.

NICE TO KNOW!

BESTNOTEN FÜR 100 % AUFKLÄRUNG

In diesen Städten waren zwar Mord- und Totschlagsfälle zu verzeichnen im Jahr 2019, aber sie wurden auch **alle** aufgeklärt:

Aachen
Augsburg
Bergisch Gladbach
Bielefeld
Bottrop
Braunschweig
Chemnitz
Dortmund
Dresden
Erlangen
Essen
Freiburg
Fürth
Göttingen
Gütersloh
Hagen
Halle (Saale)
Hamburg
Heilbronn
Herne
Hildesheim
Ingolstadt
Karlsruhe
Koblenz
Krefeld
Leverkusen
Lübeck
Ludwigshafen
Magdeburg
Mainz
Moers
Mönchengladbach
Mülheim a.d. Ruhr
Münster
Neuss
Nürnberg
Oberhausen
Offenbach a.M.
Oldenburg
Osnabrück
Paderborn
Potsdam
Recklinghausen
Regensburg
Reutlingen
Rostock
Salzgitter
Schwerin
Siegen
Solingen
Stuttgart
Trier
Ulm
Wuppertal
Würzburg

RÄTSEL 3

ERMITTLUNGSARBEIT

Straftatbestand: Tötungsdelikte

In einem dieser Orte gab es im Jahr 2019 nicht ein einziges Tötungsdelikt – oder zumindest keines, das von der Polizei entdeckt wurde und an die Öffentlichkeit kam. Welcher Ort ist es? (Wenn du einen Hinweis brauchst, schau mal unten auf dieser Seite.)

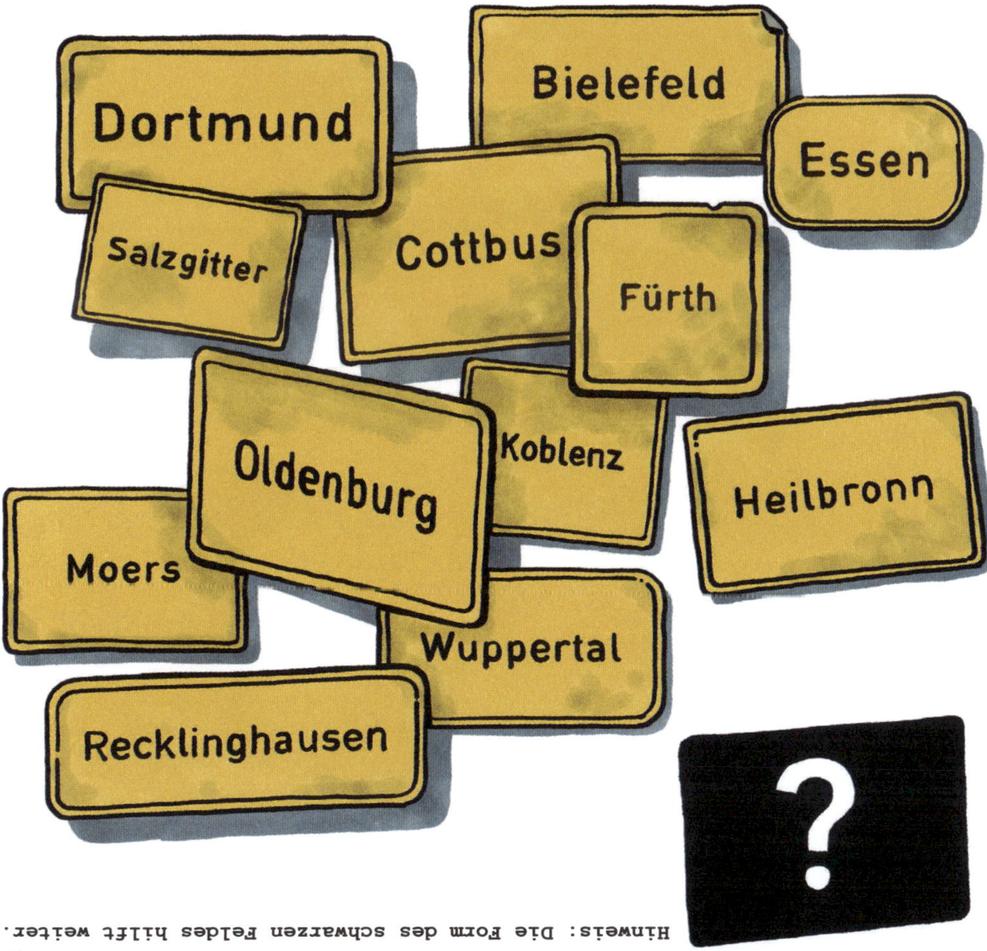
Dortmund
Bielefeld
Essen
Salzgitter
Cottbus
Fürth
Oldenburg
Koblenz
Heilbronn
Moers
Wuppertal
Recklinghausen
?

Hinweis: Die Form des schwarzen Feldes hilft weiter.

IN WELCHEM ORT GAB ES KEIN EINZIGES TÖTUNGSDELIKT IN 2019?

LÖSUNG

Hast du's passend? Richtig ist Cottbus.
Falls nicht: Das Feld mit dem Fragezeichen auf S. 49 entspricht der Form des Ortsschildes von Cottbus.

Anderswo geht es hingegen teilweise schon fast unglaublich wüst zu …

Nürnberg, Dezember 2017

Schwiegereltern eingemauert

Eine 24-jährige Frau brachte im Dezember 2017 ihren Verlobten dazu, seine eigenen Eltern umzubringen.

Der Lover hatte seine Eltern erschlagen und die Leichen eingemauert.

Ein Landgericht verurteilte die beiden zu lebenslanger Haft.

Kurz nach der Tat heiratete das Paar.

Heidelberg, Mai 2020:

VERSUCHTER MORD sollte wie Suizid aussehen

Ein Ehemann wollte sich von seiner Frau trennen, die beiden lebten vermutlich schon nicht mehr zusammen. Seine Frau soll ihn an einem Abend besucht und dazu überredet haben, Alkohol zu trinken.

Irgendwann verlässt sie das Haus, davor soll sie noch ein Fenster geöffnet haben. Durch dieses Fenster steigt nachts eine Komplizin ein, die dem Mann im Schlaf einen Längsschnitt in den Unterarm zugefügt haben soll.

Die Frau flieht. Der lebensgefährlich verletzte Mann schafft es bis zu seinem Nachbarn. Eine Notoperation rettet sein Leben.

Auch wenn in Heidelberg die Aufklärungsquote für Tötungsdelikte mit nur 66,7 % nicht so gut zu sein scheint, dieser Plan konnte aufgeklärt werden.
Die beiden Frauen wollten den Mann töten und das Ganze wie ein Suizid aussehen lassen. Die Staatsanwaltschaft in Heidelberg ist davon überzeugt, dass sie so an das Erbe kommen wollten. Die beiden Frauen müssen sich jetzt wegen versuchten Mordes vor dem Landgericht in Heidelberg verantworten.

VERMISST IN ESSEN

SAMSTAG, 25-06-2016

Mit einem Seufzen legt Elizabeth Meiners die Zeitung weg und schiebt sich ihre Lesebrille ins Haar. Es hat keinen Sinn, sie kann sich sowieso nicht auf die Artikel konzentrieren. Eigentlich hätte sie heute, wie an jedem Samstag, nach dem Frühstück den Haushalt erledigt, um nach dem Mittagessen, ebenfalls wie jeden Samstag, mit ihrem Mann einen Spaziergang zu machen. Den Nachmittag hätte sie sich freigehalten, denn gegen 16 Uhr rief alle zwei Wochen ihr langjähriger Freund Wolfgang an. Manchmal trafen sie sich auch auf einen Kaffee. Doch jetzt steht das Telefon am Samstagnachmittag schon seit fast einem Monat still.

Es ist äußerst untypisch für Wolfgang, sich so lange nicht zu melden. Als er Anfang Juni nicht angerufen hat, hat Elizabeth sich noch nichts dabei gedacht. Vielleicht war er beschäftigt, vielleicht hatte er Besuch oder im Garten zu tun. Das konnte ja vorkommen. Als er sich in der darauffolgenden Woche wieder nicht gemeldet hat, hat sie langsam angefangen, sich Sorgen zu machen. Sie hat zum Hörer gegriffen und ihn kurzerhand selbst angerufen – aber niemand hat sich am anderen Ende gemeldet. Sie hat es am selben Tag noch einige Male versucht und auch in der Woche danach nicht lockergelassen. Schließlich war sie sogar mehrere Male zu ihm nach Hause gefahren und hat geklingelt. Aber auch das ohne Erfolg.

Heinz, ihr Mann, meinte bloß, sie solle sich keine unnötigen Gedanken machen, Wolfgang sei immerhin ein erwachsener Mann. Vielleicht sei er auch einfach kurzfristig verreist. Aber das konnte Elizabeth nicht glauben. In all den Jahren war Wolfgang nie mal eben verreist. Er war ohnehin nur sehr selten in den Urlaub gefahren. Nein, ein spontaner Kurztrip passt wirklich nicht zu ihm. Außerdem hätte er dann längst wieder hier sein müssen. Und das ist er nicht. Was sie besonders beunruhigt, ist die Tatsache, dass Wolfgangs Verschwinden nicht nur ihr aufgefallen ist. Erst gestern hat sich ein gemeinsamer Bekannter bei ihr gemeldet, weil auch er Wolfgang nicht erreichen konnte. Er wiederum hatte Kontakt zu einem alten Studienfreund von Wolfgang, der mittlerweile in England lebt und ebenfalls alle zwei, drei Wochen mit Wolfgang telefoniert. Und auch der wartet seit Wochen vergeblich auf einen Anruf aus Essen.

Elizabeth steht jetzt auf und geht zur Garderobe. Ihr Mann, der neben ihr im Schaukelstuhl gesessen hat, schaut ihr fragend nach. „Gehst du noch irgendwo hin?", ruft er. „Ich fahre noch einmal zu Wolfgang", sagt Elizabeth, während sie ihre Jacke zuknöpft. „Ich will endlich wissen, was Sache ist." „Und was erhoffst du dir davon?", will Heinz wissen. „Vielleicht wissen ja seine Mieter was", antwortet Elizabeth. „Die wohnen schließlich bei ihm im Haus. Und wenn das auch nichts bringt, gehe ich am Montag zur Polizei und gebe eine Vermisstenmeldung auf!"

DIENSTAG, 28-06-2016

Als Tessa aufs Revier kommt, sitzen die meisten ihrer Kollegen schon im Besprechungsraum. Sie wirft einen Blick auf ihr Handy. Zwei Minuten hat sie noch, bis die allmorgendliche Besprechung beginnt. Sie lässt das Großraumbüro, in dem ihr Schreibtisch steht, links liegen und betritt den kleinen Raum. An einem Tisch in der hintersten Reihe entdeckt sie Alex. Sie durchquert den Raum, lässt sich auf den Stuhl nehmen ihm fallen und schiebt ihrem Kollegen den Kaffee hin, den sie bis eben in der Hand gehalten hat. „Wow, für mich?", fragt Alex überrascht. „Danke! Den kann ich heute mehr als gebrauchen." „Das dachte ich mir schon", antwortet Tessa lachend. „Aber willst du denn keinen?", fragt Alex. „Ich habe meinen auf dem Weg schon getrunken", sagt Tessa.

„Guten Morgen, liebe Kolleginnen und Kollegen", tönt es jetzt von der Tür her. Tessa schaut nach vorne und sieht, wie Viktor Hellbach, ihr Chef, den Besprechungsraum betritt. In der Hand hält er ein Klemmbrett und einen Stift. Die Unterhaltungen verstummen und die Kollegen erwidern den Gruß. „Gestern Nachmittag war eine Frau hier", setzt Hellbach an. „Eine…", er wirft einen Blick auf sein Klemmbrett, „eine Elizabeth Meiners. Sie hat eine Vermisstenanzeige aufgegeben. Und zwar…" Hellbach nimmt ein Blatt von seinem Klemmbrett und heftet es mit einem Magneten an das große Whiteboard, das hinter ihm steht. „Und zwar für diesen Mann. Er heißt Wolfgang Kröger, ist Anfang 60 und wohnt hier in Essen." Tessa mustert das Bild angestrengt, hat aber keine Chance, etwas darauf zu erkennen: Das Bild wurde zwar auf A4-Format vergrößert, ist aber noch immer viel zu klein. Von ihrem Platz aus der letzten Reihe kann sie unmöglich sehen, wie der vermisste Mann aussieht. Hellbach fängt ihren Blick auf und grinst. „Keine Sorge", sagt er jetzt, „ihr findet das Bild sowie alle weiteren Informationen natürlich auch in euren Mails und im INPOL." Peinlich berührt lehnt Tessa sich wieder auf ihrem Stuhl zurück.

„Ich möchte, dass ihr die entsprechenden Schritte einleitet", fährt Hellbach fort. „Der Mann ist nicht mehr der Jüngste und laut seinem näheren Umfeld ist es wohl äußerst untypisch für ihn, für so eine lange Zeit zu verschwinden. Ich will, dass sämtliche Streifen in der Umgebung informiert werden. Außerdem soll das Bild an alle umliegenden Krankenhäuser gesendet werden. Alex und Tessa?", sein Blick fällt wieder auf die letzte Reihe. „Bitte sprecht noch einmal mit Frau Meiners. Verwandte, Bekannte,die aktuelle Lebenssituation von Herrn Kröger – versucht, so viel wie möglich aus ihr herauszubekommen." Tessa und Alex nicken zustimmend. „Dann war's das fürs Erste", sagt Hellbach. „Wenn ihr noch Fragen habt, findet ihr mich in meinem Büro." Damit verlässt der Chef den Raum. Das Bild von Wolfgang Kröger lässt er am Whiteboard hängen.

Zurück im Büro setzen sich Tessa und Alex an ihre Computer. Gespannt öffnet Tessa das Mailprogramm: vier ungelesene Nachrichten. Sie überfliegt die Absender und Betreffzeilen und bleibt an der vorletzten Mail hängen. Betreff: „Vermisstenfall Wolfgang Kröger". Sie klickt auf die Mail und öffnet den Anhang. Stück für Stück materialisiert sich das Bild vor ihren Augen. Nachdenklich studiert Tessa das Foto, auf dem ihr ein Mann ernst entgegenblickt. Er hat graues, aber volles Haar, ein schmales Gesicht mit einer breiten Nase und warme, braune Augen. Das Bild scheint in einem Urlaub gemacht worden zu sein. Es zeigt ihn an einem Tisch sitzend mit einem Glas Wein in der Hand. Im Hintergrund sieht man Wasser, ein See, vielleicht auch ein Meer. Tessa klickt das Bild weg und liest sich den Inhalt der Mail genauer durch. Erwartungsgemäß findet sie hier, was sie gesucht hat: die Telefonnummer und Adresse von Elizabeth Meiners. „Ich rufe Frau Meiners an", sagt sie zu Alex und greift nach dem Hörer. „Vielleicht haben wir Glück und sie hat Zeit, gleich vorbeizukommen." Als Tessa das Telefonat beendet, schaut Alex sie erwartungsvoll an. Tessa nickt zufrieden. „Sie kann in einer halben Stunde hier sein."

Als Elizabeth Meiners von einem Beamten in den Vernehmungsraum gebracht wird, sind Tessa und Alex schon da. Sichtlich besorgt nimmt sie ihnen gegenüber Platz. „Hallo Frau Meiners", sagt Tessa. „Vielen Dank, dass Sie sich Zeit für uns nehmen." „Wissen Sie schon etwas Neues?", fragt Frau Meiners erwartungsvoll. „So schnell geht das meistens leider nicht", antwortet Alex bedauernd. „Warum wir Sie heute hergebeten haben, hat einen anderen Grund." „Genau", sagt Tessa jetzt, „wir hoffen, von Ihnen noch etwas mehr über Herrn Kröger und sein Umfeld zu erfahren. Hat er eine Frau? Kinder? Sonstige Familie?" „Nein, Wolfgang hat keine Familie. Er ist schon lange allein", seufzt Frau Meiners. „Er war zwar mal verheiratet, aber seine Frau ist viel zu früh gestorben. Und Kinder hatten die beiden keine." „Hat Herr Kröger auch keine Geschwister? Oder entfernte Verwandte, die vielleicht weiter weg wohnen?", will Alex wissen. „Nein, Geschwister hat Wolfgang auch keine", antwortet Frau Meiners. „Zumindest hat er nie welche erwähnt. Auch von entfernten Verwandten hat er nie etwas erzählt."

„Seit wann kennen Sie Herrn Kröger denn?", fragt Tessa. „Wir kennen uns seit über 25 Jahren", sagt Frau Meiners. „Sie müssen wissen, wir waren eine Zeit lang Nachbarn. Aber als unsere Kinder dann nach und nach ausgezogen sind, ist unser altes Haus einfach zu groß geworden für meinen Mann und mich. Irgendwann haben wir uns eine Wohnung gekauft, allerdings in einer anderen Stadt. Der Kontakt ist aber nie ganz abgebrochen. Wolfgang und ich haben etwa alle zwei Wochen telefoniert. Immer samstags. Manchmal ist er auch auf einen Kaffee vorbeigekommen. Und im Sommer haben mein Mann und ich hin und wieder Ausflüge mit ihm unternommen." „Ist da das Bild entstanden?", will Tessa wissen. Für einen Moment schaut Elizabeth Meiners sie verwundert an. Dann scheint es ihr wieder einzufallen. „Sie meinen das Bild, das ich Ihnen für die Vermisstenanzeige überlassen habe? Ja, das ist im letzten Sommer entstanden, da sind wir für zwei Tage gemeinsam an den Bodensee gefahren."

Gedankenverloren spielt Frau Meiners mit ihrer Halskette. „Wolfgang war ja wirklich kein geselliger Mensch. Er hat sich nur selten zu irgendwelchen Unternehmungen überreden lassen. Deswegen glaube ich nicht daran, dass er spontan alleine in den Urlaub gefahren ist. Dafür ist er einfach nicht der Typ." „Hat Herr Kröger noch andere Freunde oder Bekannte, bei denen er sein könnte?", hakt Alex nach. Elizabeth Meiners überlegt für einen Moment, dann schüttelt sie den Kopf: „Nein", sagt sie resigniert. „Er hatte nur Kontakt zu mir, zu Falk und zu Ingo." Tessa und Alex schauen Frau Meiners fragend an. „Falk ist ein ehemaliger Arbeitskollege von Wolfgang und wohnt nicht weit von ihm entfernt. Und Ingo ist ein alter Studienfreund von ihm. Er wohnt aber mittlerweile in England. Wir alle haben immer regelmäßig mit ihm telefoniert. Seit einem Monat haben wir aber alle nichts mehr von ihm gehört. Wir machen uns große Sorgen um ihn." „Das verstehen wir natürlich", sagt Tessa mitfühlend.

„Gibt es denn sonst wirklich niemanden, der wissen könnte, wo Herr Kröger sich aufhält?", fragt Alex. „Höchstens noch seine Mieter", überlegt Frau Meiners. „Das Haus von Wolfgang ist in drei Parteien aufgeteilt. Im ersten und zweiten Obergeschoss wohnt Wolfgang, das Erdgeschoss hat er an ein Ehepaar vermietet. Ich meine, sie sind erst im letzten Oktober eingezogen." Elizabeth Meiners wird rot. „Ich muss ja gestehen: Ich habe mich schon selbst auf Spurensuche begeben." „Ach ja?" Tessa zieht fragend die Augenbrauen hoch. „Inwiefern?" „Naja…", sagt Frau Meiners. Die Sache ist ihr sichtlich unangenehm. „Sie werden verstehen – das Ganze hat mir keine Ruhe gelassen. Also bin ich am Samstagnachmittag noch einmal zu Wolfgang gefahren und habe bei ihm geklingelt. Natürlich hat keiner aufgemacht. Dann habe ich bei seinen Mietern geklingelt." „Und weiter?", fragt Alex ungeduldig. „Sie waren auch tatsächlich da und haben mir aufgemacht. Das heißt, nur der Mann war da. Ich habe ihn gefragt, ob er wüsste, wo Wolfgang sei, und er meinte, er hätte ihn vor ein paar Tagen noch oben in der Wohnung gehört. Und dann hat er noch etwas gesagt, was ich einfach nicht glauben kann." Frau Meiners macht eine bedeutungsschwere Pause. Tessa und Alex schauen sie erwartungsvoll an. „Er meinte doch ernsthaft, dass Wolfgang höchstwahrscheinlich bei seiner neuen Freundin sei."

SAMSTAG, 05-07-2014

Seit zehn Minuten stand er jetzt schon vor der Eingangstür des Mehrfamilienhauses. Ob er nochmal klingeln sollte? Aber nein. Leopold Reinhards war eben nicht mehr der Schnellste. Schon gar nicht, wenn er seinen Rollator mal wieder in einem anderen Raum abgestellt hatte. Da ertönte auch schon der Türöffner. Er stieg in den Aufzug und fuhr damit hoch in den dritten Stock. Oben angekommen, wartete der alte Mann schon auf ihn. „Ach, du bist es", sagte er statt einer Begrüßung. „Ich dachte schon, es wäre noch einmal der Pflegedienst." „Hallo, Leopold", begrüßte er den Mann. „Nein, ich habe dir doch gesagt, dass ich heute vorbeischauen will." „Jetzt komm erst mal rein", forderte Leopold ihn auf. „Muss ja nicht der ganze Flur wissen, was wir miteinander reden."

Er schmunzelte und folgte dem Mann in die Wohnung. Im Wohnzimmer ließ sich Leopold mit einem Ächzen aufs Sofa fallen. „Soll ich dir was bringen?", fragte er seinen Gastgeber. „Vielleicht ein Wasser? Oder einen Tee? Hast du heute überhaupt schon was gegessen?" „Jetzt setz dich endlich", forderte Leopold ihn ungeduldig auf. „Du bist heute schließlich nicht als mein Pfleger hier, sondern als mein Gast. Und das fehlt ja gerade noch, dass meine Gäste jetzt schon anfangen, mich zu bedienen." Er lächelte und stellte das Wasserglas, das er vorsichtshalber schon mal aus dem Schrank geholt hatte, wieder zurück.

Im letzten Sommer hatte er als Ergotherapeut bei einem ambulanten Pflegedienst in Essen angefangen. Den Job hatte er durch pures Glück ergattert. Bis zu diesem Zeitpunkt hatte er als Aufsicht in einer Spielhalle gearbeitet. Nicht unbedingt sein Traumjob, aber besser als nichts. Und wenn man Glück hatte, kam man sogar mit interessanten Leuten ins Gespräch, so wie an diesem einen heißen Juli-Tag. Sie hieß Anita Braun und hatte sich nur zu gern auf ein Gespräch mit ihm eingelassen. Als sie ihm erzählt hatte, dass sie für einen ambulanten Pflegedienst arbeiten würde, hatte er unauffällig erwähnt, dass er eigentlich eine Ausbildung zum Ergotherapeuten gemacht hatte. Sie war sofort darauf eingestiegen und hatte versprochen, sich in ihrer Firma mal umzuhören. Es dauerte nur zwei Wochen, und schon hatte er anfangen können.

Und so hatte er Leopold kennengelernt. Leopold war ein pensionierter Beamter mit einer Gehbehinderung. Mittlerweile konnte er sich ohne seinen Rollator fast nirgends mehr hinbewegen. Bald würde er wohl einen Rollstuhl brauchen, aber noch war es nicht so weit. Er mochte den alten Mann. Generell mochte er die meisten seiner Patienten. Und sie mochten ihn. Denn anders als viele Kollegen nahm er sich für jeden Patienten viel Zeit und kümmerte sich teilweise sogar in seiner Freizeit um sie: Dann erledigte er Besorgungen oder leistete ihnen einfach nur Gesellschaft. Mit Leopold hatte sich daraus eine echte Freundschaft entwickelt und er besuchte ihn fast jeden Tag, obwohl er eigentlich seit Juni krankgeschrieben war.

Jetzt zog er seine Schuhe aus und setzte sich zu Leopold auf die Couch. „Willst du den *Tatort* schauen?“, fragte Leopold ihn unvermittelt. „Den habe ich vor Ewigkeiten aufgezeichnet, aber bisher noch nicht angeschaut.“ Leopold schaute sämtliche Krimiserien und -filme, die das Fernsehprogramm hergab. Wie viele *Tatort*-Folgen er mitgeguckt hatte, seitdem er Leopold kannte, konnte er schon gar nicht mehr zählen. Aber er tat ihm gerne den Gefallen. Wenige Minuten später flimmerte auch schon der Vorspann über den alten Fernseher. „War vom Pflegedienst heute schon jemand da?“, fragte er Leopold beiläufig. Leopold schnaubte abfällig. „Ja, habe ich doch schon gesagt“, antwortete Leopold. „So ein kleiner Dicker mit einem neumodischen Namen, den sich keiner merken kann. Kam und war keine zehn Minuten später auch schon wieder weg.“ Leopold schüttelte den Kopf. „Wie lange bist du denn noch krankgeschrieben?“ „Erst einmal zeitlich unbegrenzt“, sagte er bedauernd. „Du weißt ja, mein Rücken.“ „Der Rücken“, spottete Leopold. „Und das mit Ende 40. Komm erst mal in mein Alter!“, lachte er. „Aber ist ja schon gut. Ich hoffe trotzdem, dass du bald wieder arbeiten kannst. Liegt ja schließlich in meinem eigenen Interesse. Die anderen nehmen sich einfach überhaupt keine Zeit mehr für mich.“

Eine Zeit lang schauten die beiden schweigend den Film. Er wollte Leopold eigentlich noch etwas fragen, aber er wusste einfach nicht, wie er es anstellen sollte. Als er vor Kurzem Probleme gehabt hatte, die Versicherung für sein Auto zu bezahlen, hatte Leopold ihm von sich aus ohne zu zögern angeboten, den Wagen auf seinen Namen anzumelden. Für ihn als pensionierten Beamten war die Versicherung um einiges günstiger. Durch Leopolds Gehbehinderung war er sogar von der Kfz-Steuer befreit. Aber die Situation jetzt war anders. Denn dieses Mal ging es um Geld. Um 3.000 Euro, um genau zu sein. Und er hatte keine Ahnung, wie Leopold reagieren würde, wenn er ihn jetzt darum bitten würde.

DIENSTAG, 28-06-2016

Als Tessa und Alex den Vernehmungsraum verlassen, schauen sie sich ratlos an. Eine mysteriöse Freundin… Wenn das tatsächlich stimmen sollte, hätten sie keine Chance, Wolfgang Kröger zu finden. Aber auch keinen Grund dazu. „Denkst du, Herr Kröger ist wirklich nur bei einer Freundin?", fragt Tessa, als sie sich auf den Weg zu ihren Schreibtischen zurück machen. „Schwer zu sagen", erwidert Alex und bläst die Backen auf. „Frau Meiners glaubt ja nicht daran. Und bei dem, was sie uns von ihm erzählt hat, wirkt er tatsächlich nicht wie jemand, der nach Jahren plötzlich eine neue Freundin hat und sich dann einfach wochenlang bei niemandem mehr meldet." „Auf jeden Fall müssen wir mit seinen Mietern reden", überlegt Tessa. „Wenn jemand etwas weiß, dann sie." „Ja", stimmt Alex zu „Frau Meiners Ansatz mit der ‚Spurensuche' war gar nicht mal schlecht, das muss ich ihr lassen." Tessa lacht, wird aber gleich wieder ernst. „Wer weiß, wie wir uns in der Situation verhalten würden", sagt sie nachdenklich. „Ich kann verstehen, dass sie sich Sorgen macht."

„Ich besorge uns jetzt erstmal die Telefonnummer der Mieter", sagt Alex. „Die sollen auch so schnell wie möglich vorbeikommen, dann können wir in Ruhe mit den beiden reden. Vielleicht wissen die ja auch was Genaueres über diese mysteriöse Freundin." „Aber das hätte der Mieter, mit dem Frau Meiners geredet hat, ihr doch sagen können", meint Tessa. „Sie hat ihm bestimmt gesagt, dass sie eine Vermisstenanzeige aufgeben wird, wenn er auch nicht weiß, wo Herr Kröger abgeblieben ist." „Wir versuchen es trotzdem mit einem Gespräch", antwortet Alex. Zurück am Schreibtisch macht er sich auf die Suche nach der Telefonnummer. Lange muss er nicht suchen. „Bingo", murmelt er, ehe er sich zu Tessa umdreht. „Wir haben Glück, das Ehepaar Jansen steht im Telefonbuch. Ich rufe gleich mal an und frage, ob sie später noch vorbeikommen können."

Keine zwei Stunden später sind Herr und Frau Jansen auf dem Revier. Alex und Tessa bitten Herrn Jansen, ihnen ins Vernehmungszimmer zu folgen. Frau Jansen würden sie danach befragen. „Herr Jansen", beginnt Alex, als sie sich gesetzt haben, „wie ich Ihnen schon am Telefon gesagt habe, wird ihr Vermieter Wolfgang Kröger vermisst. Eine Bekannte von ihm, Elizabeth Meiners, war gestern hier und hat eine Vermisstenanzeige aufgegeben. Können Sie uns sagen, wann Sie Herrn Kröger das letzte Mal gesehen haben?" Herr Jansen überlegt für einen Moment. „Gesehen habe ich ihn tatsächlich schon länger nicht mehr", sagt er jetzt. Er schaut die Ermittler verständnissuchend an. „Sie wissen ja, wie das ist in so einem Mietshaus. Da begegnet man sich mal zufällig im Treppenhaus, unterhält sich vielleicht auch hin und wieder, aber es kann auch passieren, dass man sich wochenlang gar nicht über den Weg läuft.“ „Das mag sein. Aber wenn jemand direkt über der eigenen Wohnung wohnt, wird man denjenigen doch zumindest ab und zu hören, oder?“, will Tessa wissen. „Hören?“, fragt Herr Jansen. „Ach so, ja – natürlich.“ „Gut, dann formuliere ich die Frage um“, sagt Alex. „Wann haben Sie Ihren Vermieter zuletzt gehört?“ Herr Jansen überlegt wieder. „Das muss irgendwann in der letzten Woche gewesen sein. Ja, ich meine, dass ich gehört habe, wie oben einmal gesaugt wurde.“

„Aha“, sagt Tessa und zieht die Augenbrauen hoch. „Und haben Sie eine Ahnung, wo Herr Kröger sich jetzt aufhalten könnte?“ „Ehrlich gesagt verstehe ich nicht, wo das Problem ist“, antwortet Herr Jansen. „Wolfgang ist ein erwachsener Mann. Er kann doch tun und lassen, was er will. Letzte Woche muss er wie gesagt noch da gewesen sein. Und jetzt – vielleicht ist er verreist. Sein Auto steht jedenfalls nicht mehr in der Garage.“ „Herr Jansen“, setzt Alex an, „das Problem ist, dass sich Herr Kröger seit etwa einem Monat bei niemandem mehr gemeldet hat und auch nicht mehr ans Telefon geht, was wohl äußerst untypisch für ihn ist. Frau Meiners hat darüber hinaus auch mehrmals bei Herrn Kröger vorbeigeschaut, aber es hat nie jemand geöffnet.“ „Wie kommen Sie überhaupt darauf, dass Herr Kröger verreist sein könnte“, fragt Tessa. „Das habe ich Ihnen doch gesagt“, antwortet Herr Jansen. „Sein Auto steht nicht mehr in der Garage. Und das schon seit mehreren Tagen. Er muss also damit weggefahren sein.“

„Wieso haben Sie Frau Meiners dann am Samstag erzählt, Herr Kröger wäre bei seiner neuen Freundin?“, hakt Tessa nach. „In den letzten Monaten habe ich Wolfgang immer mal wieder mit einer Frau gesehen“, erklärt Herr Jansen. „Da habe ich angenommen, dass das seine neue Freundin ist. Als Frau Meiners am Samstag nach ihm gefragt hat, habe ich ihr das eben erzählt. Ehrlich gesagt ist mir erst, als sie wieder weg war, eingefallen, dass das Auto schon eine ganze Weile verschwunden ist. Deswegen kann ich mir gut vorstellen, dass er verreist ist.“ „Und diese Freundin“, sagt Alex jetzt, „kennen Sie die vielleicht? Hat Herr Kröger Sie Ihnen vorgestellt?“ „Nein“, Herr Jansen lacht. „Die Dame kenne ich nicht und er hat sie mir auch nicht vorgestellt. Wie gesagt, ich habe die beiden nur ab und zu im Treppenhaus getroffen und meine Schlüsse daraus gezogen.“ „Gut, danke. Das wäre es dann fürs Erste“, sagt Alex. „Warten Sie bitte draußen und schicken Sie Ihre Frau herein.“

Herr Jansen steht auf und verabschiedet sich. Tessa schaut ihm nachdenklich hinterher. „Sehr viel schlauer sind wir ja nicht gerade“, sagt Tessa resigniert, als die Tür hinter Herrn Jansen ins Schloss gefallen ist. „Denkst du, er lügt?“, will Alex wissen. Tessa überlegt: „Es kann eigentlich nicht sein, dass er Herrn Kröger vor einer Woche noch oben in seiner Wohnung gehört haben will. Aber welchen Grund hätte er zu lügen? Das ergibt für mich keinen Sinn.“

„Vielleicht ist das Gespräch mit seiner Frau ja aufschlussreicher", meint Alex und zuckt die Schultern. In diesem Moment wird auch schon die Tür geöffnet.

DIENSTAG, 15-07-2014

Auf der nächsten Fahrt zu Leopold konnte er sich das Grinsen nur schwer verkneifen. Leopold hatte ihm die Geschichte vom kaputten Kühlaggregat in der Eisdiele seiner Freundin Lydia sofort abgekauft und zugestimmt, ihm die 3.000 Euro dafür zu leihen. Dass er das Geld in Wahrheit brauchte, um seine Stromrechnung zu bezahlen, brauchte der Alte nicht zu wissen. Der Bus hielt jetzt in der Haltebucht, die direkt vor Leopolds Wohnhaus lag. Er stieg aus, klingelte an der Haustür und wartete. Kurz darauf ertönte das vertraute Geräusch des Türöffners. Leopold hatte wohl schon auf ihn gewartet. Mit dem Aufzug fuhr er wie immer in den dritten Stock hinauf. Auch heute erwartete Leopold ihn bereits im Gang.

„Hallo, Leopold", begrüßte er den alten Mann. „Hallo", erwiderte der, „komm rein, ich habe schon alles vorbereitet." Er folgte Leopold ins Esszimmer, wo dieser sich schwerfällig auf einen der schweren Echtholzstühle fallen ließ. Vor ihm auf dem Tisch lagen bereits zwei ordentlich zusammengelegte Papierstapel und zwei Kugelschreiber. Leopold setzte seine Lesebrille auf, die meist an einer Brillenkette um seinen Hals hing. „Ich habe zwei Darlehensverträge aufgesetzt. Einen über 2.500 Euro und einen über 500 Euro", erklärte Leopold jetzt und deutete auf die Papierstapel. Er schluckte. Ein Vertrag? Der alte Mann war misstrauischer als gedacht. Er hatte gehofft, er würde ihm das Geld einfach so leihen.

„Darlehensverträge?", fragte er deshalb jetzt. „Ist das wirklich nötig? Du kennst mich doch!" „Vorsicht ist besser als Nachsicht", lachte der alte Mann. „Und so hat alles seine Richtigkeit. Das ist ja schließlich auch für dich eine Absicherung. Aber jetzt setz dich doch endlich!" „Ach so, ja", gab er verunsichert zurück. Dann zog er sich einen der Stühle heran und setzte sich Leopold gegenüber. Der alte Mann musterte ihn skeptisch. „Und du bist sicher, dass du mir das Geld bis Oktober zurückzahlen kannst? Gerade jetzt, mit deiner Krankschreibung…" „Mach dir keine Sorgen", sagte er hastig und lächelte. „Im Herbst will mich mein Vater besuchen kommen. Du weißt ja, er hat ein Hotel in Kanada. Falls ich bis dahin immer noch nicht arbeiten kann, wird er die Schulden begleichen." „Wollen wir es hoffen", erwiderte Leopold. „Du weißt ja, ich bin auf das Geld angewiesen."

Er konnte sich nur schwer ein Schnauben verkneifen. Darauf angewiesen. Das sollte doch wohl ein schlechter Scherz sein. Leopold hatte ihm neulich selbst erzählt, dass er 30.000 Euro auf dem Festgeldkonto hatte. Da würden ihm 3.000 mehr oder weniger wohl wirklich nicht weh tun. Jetzt aber schluckte er seinen Ärger runter und nickte verständnisvoll. „Ja, klar", sagte er. „Wirklich, mach dir keine Sorgen. Du weißt doch, dass du dich auf mich verlassen kannst." Leopolds Gesichtszüge entspannten sich und er nickte. „Das wollte ich hören", sagte der alte Mann, nahm sich einen der Kugelschreiber, unterschrieb die Verträge und schob ihm die Papiere hin. Hastig überflog er den Inhalt. „Zurückzuzahlen bis zum 15. Oktober 2014", stand ganz unten. Er schluckte erneut. Dann setzte auch er seine Unterschrift unter die Verträge.

Leopold nickte zufrieden, dann stand er mühsam auf, zog sich seinen Rollator heran und ging damit zur Anrichte. „Geh die Verträge doch schon mal kopieren", rief Leopold ihm über die Schulter zu. „Die Kopien kannst du dann mitnehmen. Ich bereite in der Zwischenzeit das Geld vor." Er nahm sich die Verträge und ging damit ins Wohnzimmer. Hier, auf dem Sideboard, stand ein alter Drucker, mit dem man auch Kopien machen konnte. Er wunderte sich, warum Leopold überhaupt so etwas besaß. Normalerweise war er sehr sparsam und lehnte sämtliche neuartige Technik ab. Er besaß ja noch nicht einmal einen Flachbildfernseher, sondern bestand darauf, das alte Röhrengerät zu behalten. Ehe er sich darüber aber noch länger Gedanken machen konnte, spuckte der Drucker auch schon seine Kopien aus.

Er nahm die Blätter und ging zurück ins Esszimmer, wo Leopold schon mit einem dicken Briefumschlag in der Hand auf ihn wartete. „Hier", sagte der alte Mann und legte den Umschlag auf den Tisch. „Kauft euch davon euer neues Kühlgerät." Er nahm den Umschlag an sich und steckte ihn schnell in die Einkaufstasche, die er nur für diesen Zweck mitgebracht hatte. „Dann mach ich mich mal auf den Weg zur Bank", sagte er und wandte sich zum Gehen. „Ich schaue morgen wieder vorbei, ja?" „Gern", antwortete Leopold lächelnd. „Und grüß deine Lydia schön von mir. Ich hoffe wirklich, dass ihr das Geld weiterhilft."

DIENSTAG, 28-06-2016

Carmen Jansen ist eine attraktive Frau Ende 40 mit halblangen, braunen Haaren und grünen Augen. Als sie jetzt gegenüber von Tessa und Alex Platz nimmt, ist sie sichtlich nervös. „Ich kann das gar nicht glauben", sagt sie aufgewühlt. „Wolfgang wird wirklich vermisst?" „Im Moment sieht es leider ganz danach aus", erwidert Alex. „Wann haben Sie Herrn Kröger denn das letzte Mal gesehen?" „Wenn ich so darüber nachdenke, habe ich ihn wirklich schon eine ganze Weile nicht mehr gesehen", überlegt Frau Jansen. „Sein Auto steht auch schon seit einiger Zeit nicht mehr in der Garage. Aber ich habe mir gar nichts dabei gedacht. Ich bin Altenpflegerin und habe manchmal die unmöglichsten Schichtzeiten. Da kommt es schon mal vor, dass ich Wolfgang wochenlang nicht sehe." Sie schaut die Ermittler mit großen Augen an. „Ihm wird doch wohl nichts passiert sein?"

„Das können wir Ihnen zu diesem Zeitpunkt leider nicht beantworten, Frau Jansen", sagt Tessa ruhig. „Ausschließen können wir es aber nicht." Frau Jansens Augen werden noch größer. Ehe sie aber noch einmal nachbohren kann, kommt Alex zum eigentlichen Thema: „Ihr Mann hat uns erzählt, er hätte Herrn Kröger letzte Woche noch oben in seiner Wohnung saugen hören. Wissen Sie zufällig noch, ob Sie das auch gehört haben?" Frau Jansen legt nachdenklich die Stirn in Falten. Dann schüttelt sie den Kopf. „Daran kann ich mich nicht erinnern", sagt sie bedauernd. „Ich hatte letzte Woche aber auch die Spätschicht. Nachmittags und abends war ich also gar nicht da, und morgens habe ich immer ziemlich lange geschlafen. Und ich muss gestehen: Ich achte auf so was meistens gar nicht. Wenn man im Erdgeschoss wohnt, hört man von oben ja eigentlich immer irgendein Geräusch."

„Ist Ihnen bekannt, dass Herr Kröger eine Freundin hat? Haben Sie ihn vielleicht einmal mit ihr zusammen gesehen?", will Alex wissen. „Ach ja, die mysteriöse Freundin", kichert Frau Jansen. „Mein Mann hat mir am Sonntag davon erzählt, als er auch von Frau Meiners Besuch am Samstagnachmittag berichtet hat. Ich habe Wolfgang jedenfalls nie mit einer Frau im Treppenhaus gesehen. Und wenn Sie mich fragen: Das passt auch gar nicht zu ihm. Ich habe meinem Mann auch gesagt, dass er sich da vielleicht geirrt hat und das einfach nur eine Bekannte war. Frau Meiners war ja schließlich auch ab und zu auf einen Kaffee bei ihm. Wenn Sie aber Genaueres dazu wissen wollen, müssen Sie meinen Mann fragen", sagt sie bedauernd. „Vielen Dank, Frau Jansen", sagt Alex. „Sie und ihr Mann dürfen dann wieder gehen. Sie haben uns sehr geholfen." Frau Jansen steht sichtlich erleichtert auf und verabschiedet sich.

Alex und Tessa bleiben ratlos zurück. „Wir haben also nichts", seufzt Tessa. „Nicht ganz", sagt Alex, „wir haben eine mysteriöse Unbekannte." „Die lediglich eine Person gesehen haben will", schnaubt Tessa. „Und selbst wenn diese Frau wirklich existiert, du hast Frau Jansen und Frau Meiners doch gehört: Herr Kröger scheint nicht der Typ für eine feste Freundin zu sein. Vielleicht ist diese Frau ja wirklich nur eine Bekannte." „Das könnte natürlich sein", sagt Alex. „Egal, ob er jetzt eine Freundin hat oder nicht", meint Tessa, „das ist keine Erklärung dafür, dass er seit einem Monat wie vom Erdboden verschluckt zu sein scheint." „Dann hast du recht", sagt Alex resigniert: „Dann haben wir wirklich nichts."

FREITAG, 16-01-2015

„Herr Reinhards?“ Pamina zog die Eingangstür hinter sich zu und betrat die Wohnung. „Herr Reinhards, sind Sie da?“ „Pamina?“, rief es aus dem Wohnzimmer. „Ich bin hier! Kommen Sie nur rein.“ Pamina folgte der Stimme ins Wohnzimmer und stellte ihren Eimer mit den Putzutensilien auf der Anrichte ab. „Hallo, Herr Reinhards“, begrüßte sie den alten Mann. „Und, sind Sie bereit für Ihren Umzug?“ Leopold Reinhards schaute sich in dem fast leeren Raum um. „Ja, ich denke schon“, sagte er nachdenklich. „Es ist aber schon ein seltsames Gefühl. Ich habe hier immerhin so viele Jahre gelebt.“ „Machen Sie sich keine Sorgen“, beruhigte Pamina ihn. „Die Südstadt wird Ihnen gefallen. Und wenn Sie erst einmal im selben Mietshaus wohnen wie ich, kann ich im Notfall auch viel schneller bei Ihnen sein. Und ihr Pfleger wohnt schließlich auch nur ein paar Querstraßen weiter.“ „Sie haben natürlich recht, Pamina, wie immer“, schmunzelte der alte Mann. „So ist es wirklich einfacher für alle Beteiligten.“

„Die Möbelpacker sollten auch bald hier sein“, meinte Pamina mit einem Blick auf ihre Uhr. „Dann wische ich hier noch einmal gründlich durch und bringe Sie anschließend in Ihre neue Wohnung.“ Leopold lachte. Er bewunderte den Tatendrang seiner Haushaltshilfe. Das war einer der Gründe, warum er sie vor einigen Jahren bei sich eingestellt hatte. Ohne sie hätte er in seiner Wohnung vermutlich längst keinen Überblick mehr. Denn er war von Natur aus ein sehr unordentlicher Mensch. Plötzlich fiel ihm wieder ein, worüber er noch mit Pamina hatte reden wollen. Es war ihm äußerst unangenehm, sie in die Sache mit reinzuziehen, aber er hatte keine Wahl.

„Pamina“, sagte er deswegen jetzt, „kann ich Sie etwas fragen?“. Pamina war gerade dabei, die verschiedenen Putzmittel und Lappen aus ihrem Eimer zu räumen. Jetzt drehte sie sich überrascht um. „Natürlich“, antwortete sie verwundert, „worum geht es denn?“ „Es ist mir wirklich unangenehm“, sagte Leopold. „Unter anderen Umständen würde ich Sie auch nicht damit belästigen…“ Besorgt musterte Pamina den alten Mann. So hatte sie ihn noch nie erlebt. „Nun“, begann Leopold, „ich habe meinem Pfleger vor einer Weile eine hohe Summe Geld geliehen. 3.000 Euro, um genau zu sein.“ Pamina zog die Augenbrauen nach oben und verschränkte die Arme. „Eigentlich hätte er sie mir bis Oktober zurückzahlen müssen – wir haben dafür extra zwei Darlehensverträge aufgesetzt –, aber das hat er nicht. Wenn ich ihn auf das Geld anspreche, erzählt er mir jedes Mal eine neue Ausrede, dabei ist er doch längst nicht mehr krankgeschrieben.“

Leopold schaute Pamina offen an. „Und, naja… Sie kennen seine Lebenspartnerin, Lydia – Sie meinten doch einmal, dass Sie gut befreundet seien.“ Pamina nickte langsam. „Ich dachte, ob Sie nicht vielleicht einmal Lydia fragen könnten, was mit dem Geld ist. Es war ja immerhin für ein kaputtes Kühlgerät in ihrer Eisdiele gedacht." „Ein kaputtes Kühlgerät?", fragte Pamina skeptisch. „Davon weiß ich gar nichts. Seltsam, das hätte sie mir doch bestimmt erzählt. Außerdem sind die Aggregatoren noch recht neu, soweit ich weiß." Leopold schaute Pamina erschrocken an. „Aber wofür um alles in der Welt könnte er denn sonst 3.000 Euro gebraucht haben?" „Ich treffe Lydia nachher noch auf einen Kaffee", sagte Pamina ruhig. „Ich verspreche Ihnen, dass ich Sie auf die Sache ansprechen werde. Sie kriegen Ihr Geld bestimmt bald zurück, Herr Reinhards." Der alte Mann nickte beruhigt. „Danke, Pamina, ich wusste, dass ich mich auf Sie verlassen kann", sagte er. In Gedanken versunken machte sich Pamina wieder an die Arbeit. Sie war wirklich gespannt darauf, was ihre Freundin dazu sagen würde.

FREITAG, 16-01-2015, KURZ NACH 20 UHR

Als er nach Hause kam, war Lydia schon da. Sie saß in der Küche ihrer kleinen Wohnung und schaute ihn aus funkelnden Augen an. „Wir müssen reden", sagte sie kalt. „Na, du hast ja eine Laune heute", antwortete er belustigt. „Was ist denn los?" „Ich kann dir sagen, was los ist", fuhr Lydia ihn an. „Du hast dir mal eben von einem deiner Patienten 3.000 Euro geliehen und meine Eisdiele als Grund vorgeschoben. Kannst du mir verraten, was das soll?" Mist! Wie hatte sie das nur herausgefunden?

„Ich weiß nicht, wovon du redest", erwiderte er ausdruckslos. „Du weißt ganz genau, wovon ich rede!", antwortete Lydia aufgebracht. „Du hast wohl vergessen, dass Pamina bei Herrn Reinhards putzt. Sie ist meine beste Freundin! Dachtest du vielleicht, sie erzählt mir sowas nicht?" Lydia gab ihm keine Chance zu antworten. „Und es kommt ja noch besser: Nicht nur, dass du dir Geld von dem alten Mann geliehen hast, nein: Jetzt weigerst du dich scheinbar auch noch, ihm das Geld zurückzugeben. Schämen solltest du dich!" „Aber so ist es doch gar nicht", ereiferte er sich jetzt. „Er bekommt sein Geld schon noch wieder. Ich habe nur gerade einfach nicht die Mittel, um es ihm zurückzuzahlen." „Ach, ich dachte, du weißt nicht, wovon ich rede?", sagte Lydia ironisch. Verlegen schaute er zu Boden. „Dann verrate mir jetzt bitte, wofür du die 3.000 Euro gebraucht hast", hakte sie nach. „Denn für ein kaputtes Kühlaggregat in der Eisdiele war es sicher nicht. Gott, wenn ich das meinen Eltern erzähle. Mein Vater kann dich doch sowieso schon nicht leiden." Lydia vergrub verzweifelt das Gesicht in den Händen.

„Lydia, Schatz, jetzt beruhige dich doch bitte", sagte er versöhnlich und streichelte ihr über die Schulter. Aber Lydia schob seine

Hand wütend weg. „Ich habe von dem Geld unsere Stromrechnung bezahlt.“ Lydia schnaubte abfällig. „Ach ja, die Stromrechnung. Dein schlauer Plan, die deinen Eltern aufzudrücken, hat ja nicht funktioniert. Auch wieder so was, was ich von anderen erfahren musste!“ Darauf wusste er keine Antwort. Als er nach seiner Scheidung mit Lydia zusammengezogen war, hatte er den Strom auf die Adresse seiner Eltern angemeldet. Als dann schließlich die erste Rechnung ins Haus geflattert war, war die ganze Sache natürlich aufgeflogen. Seine Mutter hatte angerufen, um sich zu beschweren – und Lydia war ans Telefon gegangen. Nach diesem Streit hatte sie eine Woche lang bei ihren Eltern übernachtet.

Lydias Stimme riss ihn aus seinen Gedanken. „Hallo? Ich habe dich gefragt, welche Stromrechnung bitte 3.000 Euro kostet.“ „Das Geld war ja nicht nur für die Stromrechnung“, startete er einen Erklärungsversuch. „Es war auch für uns. Damit wir uns mal wieder etwas leisten können. Du arbeitest immer so viel, da wollte ich dir einfach eine Freude machen.“ Lydia schaute ihn verständnislos an, dann dämmerte es ihr. „Der Restaurantbesuch neulich in dem 4-Sterne-Laden!“, rief sie. „Und der Tagesausflug in die Therme! Und der Schmuck… Das hast du von diesem Geld gekauft? Sag mal, spinnst du eigentlich? Und jetzt ist nichts mehr übrig? Von 3.000 Euro?“ „Naja, ich habe Nadine noch was davon gegeben“, sagte er kleinlaut. „Und mir auch ein paar neue Sachen gekauft. Also nein, mehr als ein paar hundert Euro sind nicht übrig. Aber ich zahle es ihm so bald wie möglich zurück! Das verspreche ich dir!“

„Du hast deiner erwachsenen Tochter Geld gegeben?“, schrie Lydia fassungslos. „Geld, das nicht dein eigenes ist und um das sie dich auch nicht gebeten hat? Wie kommt man bitte auf so eine Idee?“ „Aber versteh doch…“, fing er an. Lydia ließ ihn nicht ausreden: „Nein, ich verstehe nicht. Meine Eltern hatten recht, was dich betrifft. Mir reicht es! Und zwar endgültig!“ Mit diesen Worten verließ Lydia die Küche. Er blieb niedergeschlagen zurück.

DONNERSTAG, 21-07-2016

Tessa starrt gefrustet auf den Bildschirm ihres Computers. Das vergrößerte Bild von Wolfgang Kröger starrt ernst zurück. Fast einen Monat gilt der Mann jetzt schon als vermisst. Wirklich schlauer als am Anfang der Ermittlungen sind Tessa und Alex aber nicht. In dem Moment stellt Alex einen dampfenden Becher vor Tessa ab. „Hier, ich habe dir einen Kaffee aus dem Automaten unten mitgebracht“, sagt Alex und setzt sich mit seinem eigenen Kaffee in der Hand wieder auf seinen Schreibtischstuhl. „Nicht so gut wie der vom Bäcker, aber besser als nichts.“ „Danke, den kann ich jetzt echt gebrauchen“, antwortet

Tessa. „Beschäftigst du dich schon wieder mit dem Fall Kröger?", fragt Alex und deutet auf Tessas Bildschirm. „Was?", fragt Tessa ertappt und dreht sich zu ihrem Computer um. „Ach so – ja. Frau Meiners ruft ständig an und will wissen, ob es etwas Neues gibt."

Mit einem Mausklick schließt sie das Fenster: „Es ist einfach so frustrierend, der Mann kann sich doch nicht in Luft aufgelöst haben!" „Ja, ich weiß, was du meinst", seufzt Alex. „Aber was sollen wir machen? Wir haben doch wirklich alles versucht." „Ich fühle mich einfach so machtlos", seufzt Tessa. „Es wird mit jedem weiteren Tag wahrscheinlicher, dass wir ihn wirklich nicht mehr finden. Und langsam glaube ich auch, dass dem Mann etwas passiert sein muss." „Ich weiß nicht", zweifelt Alex. „Wir dürfen nicht vergessen, dass sein Auto ja auch weg ist. Auf den ersten Blick deutet das für mich eher darauf hin, dass er damit weggefahren ist." „Ja, aber wohin?", fragt Tessa. „Wenn man Frau Meiners glauben darf, ist Herr Kröger niemand, der einfach verschwindet. Und wir haben keinen Grund, ihr nicht zu glauben, oder?"

„Gehen wir noch einmal die Fakten durch", schlägt Alex vor. „Kröger ist weg und sein Wagen auch. Einen Unfall kann er nicht gehabt haben, die Nachfrage in den Krankenhäusern hat nichts ergeben. Auch die Suche nach dem Auto anhand von Kennzeichen und Fahrzeugtyp über die Streifenkräfte ist bisher ergebnislos verlaufen. Das heißt…" „Das heißt", unterbricht Tessa ihn, „dass es zwei Möglichkeiten gibt. Entweder ist Herr Kröger wirklich aus freien Stücken gegangen und längst über alle Berge. Oder aber – ", sie schaut Alex bedeutungsschwer an, „jemand hat dafür gesorgt, dass er von niemandem mehr gefunden werden kann."

MONTAG, 09-02-2015

Als Pamina die Tür zu Leopolds Wohnung aufschloss, saß der alte Mann bereits erwartungsvoll am Küchentisch. Pamina legte die Post vor ihm auf den Tisch und stellte den großen Karton ab, den sie heute Morgen beim Bäcker abgeholt hatte. „Herzlichen Glückwunsch zum Geburtstag, Herr Reinhards", sagte sie freudestrahlend und öffnete das Kuchenpaket. Zum Vorschein kam eine kleine Sachertorte. „Aber Pamina", tadelte der alte Mann „das hätten Sie doch nicht tun müssen." „Doch, doch, Herr Reinhards", lachte Pamina. „Ein Geburtstag ohne Kuchen ist doch kein Geburtstag! Und ich weiß, dass das Ihre Lieblingstorte ist, oder etwa nicht?" „Danke, Pamina", sagte Leopold gerührt. „Sie haben recht, das ist meine Lieblingstorte. Aber Sie müssen auch ein Stück davon essen!" „Aber gerne", schmunzelte Pamina, „ich decke im Esszimmer den Tisch für uns. Sie können derweil ja Ihre Geburtstagspost öffnen."

„Geburtstagspost", schnaubte Leopold, „sicher wieder nur von der Bank und der Apotheke. Wer sollte mir schon eine Karte schreiben?" Trotzdem nahm er sich jetzt den Stapel Briefe vor, den Pamina mitgebracht hatte. Der oberste stammte tatsächlich von der Bank. „Wusste ich's doch", murmelte Leopold missmutig. Als nächstes kam ein schlichter, weißer Briefumschlag zum Vorschein – ohne Absender. Neugierig riss er den Umschlag auf. Die Handschrift auf dem Papier darin kannte Leopold nur zu gut. Als er die ersten Zeilen überflog, wurde er blass.

Leopold,
ich hätte nie gedacht, dass wir einmal so auseinandergehen würden. Ich hätte nie gedacht, dass du dich mir gegenüber so schäbig verhalten würdest. Lydia hat mich verlassen, ich musste bei meiner Tochter Nadine und ihrem Mann einziehen. Daran bist nur du schuld! Du bist ein Verräter, ein mieses Kameradenschwein! Wir hatten doch eine gute Abmachung getroffen. Wir hatten sogar einen Vertrag! Aber nein, du musstest mit der Angelegenheit zu Pamina rennen und alles kaputt machen. Wegen dir stehe ich jetzt wieder einmal vor dem Nichts. Wie konntest du mich nur so hintergehen? Nach allem, was ich für dich getan habe! Sogar meine Freizeit habe ich für dich geopfert. Das hätte ich nicht tun müssen. Aber ich habe es gerne gemacht, weil ich dachte, wir wären Freunde. Du hast mir deutlich gezeigt, dass wir das nicht sind. Du wirst schon noch sehen, was du davon hast – und Pamina auch! Bete, dass du mir in der nächsten Zeit nicht über den Weg läufst. Sonst kann ich für nichts garantieren…

Zitternd ließ Leopold den Brief sinken. Von Pamina hatte er schon gehört, was passiert war, als Lydia von der Sache erfahren hatte. Ihn hatte er in der Zwischenzeit aber nicht mehr gesehen. Er wusste nicht einmal, ob er überhaupt noch bei dem ambulanten Pflegedienst arbeitete. Er hatte sich eigentlich schon damit abgefunden, dass er das verliehene Geld wahrscheinlich nie wieder sehen würde. Aber mit so einem dreisten Brief hatte er nicht gerechnet. Schon gar nicht an seinem Geburtstag.

In dem Moment kam Pamina aus dem Esszimmer zurück. „So, der Tisch ist gedeckt", sagte sie fröhlich. Als ihr Blick auf Leopold fiel, rief sie erschrocken: „Aber, Herr Reinhards, was ist denn passiert? Sie zittern ja wie Espenlaub!" Wortlos hielt Leopold ihr den Brief hin. Pamina nahm das Blatt entgegen und las. Ihre Miene verfinsterte sich. „So eine Unverschämtheit!", stieß sie fassungslos hervor und legte den Brief angewidert auf den Tisch. „Was fällt dem eigentlich ein? Zu behaupten, Sie hätten Schuld an der Trennung. Das hat er sich doch selbst eingebrockt!" „Hätte ich doch bloß nichts gesagt", meinte der alte Mann niedergeschlagen, „dann wären wir jetzt alle nicht in dieser furchtbaren Situation.“ „Aber, Herr Reinhards“, empörte sich Pamina, „Sie können doch nichts dafür, dass er Lydia nichts erzählt hat. Und schließlich hat er auch Sie angelogen. Wenn er von Anfang an ehrlich gewesen wäre, dann wäre es nie soweit gekommen. Sie trifft daran ganz sicher keine Schuld!“

Leopold war nicht überzeugt. Traurig betrachtete er den Brief. Pamina hatte sich jetzt richtig in Rage geredet: „Und dann droht er Ihnen auch noch! Damit ist er zu weit gegangen. Wenn Sie mich fragen, sollten Sie mit dem Brief zur Polizei gehen. Den Vertrag können Sie gleich mitnehmen. Vielleicht kriegen Sie so ja sogar Ihr Geld zurück.“ „Die Polizei?“, rief Leopold erschrocken. „Nein, das kann ich nicht machen.“ „Natürlich können Sie das“, antwortete Pamina mit Nachdruck. „Er hat Sie um 3.000 Euro betrogen. Und jetzt bedroht er Sie auch noch! Das können Sie sich doch nicht so einfach gefallen lassen!“ Leopold blickte sie zweifelnd an, dann schüttelte er energisch den Kopf. „Nein“, sagte er bestimmt, „ich will die Sache einfach nur vergessen. Wenn ich jetzt auch noch zur Polizei gehe, wird doch alles nur noch schlimmer. So viel Aufregung vertrage ich in meinem Alter einfach nicht mehr.“

Pamina setzte zu einem Protest an, aber als sie Leopolds bittenden Blick sah, ließ sie es gut sein und nickte zustimmend. „Wie Sie wollen, Herr Reinhards“, sagte sie. „Wenn Sie es sich anders überlegen, müssen Sie es nur sagen, ja?“ „Das werde ich.“ Leopold nickte erleichtert. „Einen Gefallen könnten Sie mir tatsächlich noch tun, Pamina.“ „Ja?“ Sie schaute ihn erwartungsvoll an. „Rufen Sie doch bitte beim Pflegedienst an und fragen nach, ob er noch dort arbeitet“, sagte er. „Wenn ja, sagen Sie denen bitte, dass ich ihn nicht mehr als meinen Pfleger wünsche.“ „Aber natürlich, Herr Reinhards.“ Pamina musterte den alten Mann mitleidig. „Darum werde ich mich kümmern. Jetzt essen wir aber erst einmal Ihren Kuchen, ja? Sie haben immerhin Geburtstag, und den sollten Sie sich von diesem unverschämten Brief nicht verderben lassen!“

FREITAG, 29-07-2016

Fast auf den Tag genau ist es einen Monat her, dass Elizabeth Meiners die Vermisstenanzeige aufgegeben hat. Von der Polizei hat sie seitdem nichts mehr gehört, die Ermittler scheinen völlig im Dunkeln zu tappen. Elizabeth ist sich mittlerweile sicher, dass Wolfgang etwas Schlimmes passiert ist. Mit dieser Annahme scheint sie aber alleine dazustehen: Bei der Polizei wird sie nur noch mit den üblichen Floskeln abgespeist. Es täte ihnen leid, sie würden auf Hochtouren arbeiten und sich bestimmt melden, wenn sich etwas Neues ergeben würde. Elizabeth schnaubt. Sie hat das Gefühl, die Polizei würde den

Fall nicht ernst nehmen. Das war ja meistens so bei vermissten Personen über 18 Jahren, man kannte es zur Genüge aus dem Fernsehen.

Wenn sie ganz ehrlich ist, hat sie sich ohnehin gewundert, dass die Polizei ihre Vermisstenanzeige überhaupt aufnahm. Innerlich hatte sie sich schon darauf vorbereitet, weggeschickt zu werden, mit der Begründung, dass erwachsene Personen nicht mal eben so gesucht werden konnten. Wahrscheinlich hatten sie die Anzeige auch nur wegen seines Alters aufgenommen. Doch das war Elizabeth egal gewesen. Hauptsache, es wurde mal etwas unternommen! Aber schon nach ein paar Tagen hatte sie nichts mehr von der Polizei gehört: In den Krankenhäusern war er nicht, sein Auto konnte auch nirgends gefunden werden – damit schien die Sache für die Beamten erledigt zu sein.

Elizabeth lässt Wolfgangs Verschwinden aber keine Ruhe. Entschlossen greift sie zum Telefonhörer. Seitdem sie die Vermisstenanzeige aufgegeben hat, hat sie immer wieder bei Wolfgangs Mietern angerufen. Um sich zu erkundigen, ob sie etwas Neues gehört hatten, aber auch, um ihnen noch einmal auf den Zahn zu fühlen. Sie kann einfach nicht glauben, dass Herr Jansen Wolfgang mit einer fremden Frau gesehen haben will. Also tippt sie wieder einmal die Nummer ein, die sie mittlerweile auswendig kennt, und wartet gespannt auf das Freizeichen.

MONTAG, 24-08-2015

Farah Ambrosi überflog das Schreiben ein letztes Mal, dann war sie zufrieden. Mit einem Knopfdruck erwachte ihr Drucker zum Leben und spuckte ein bedrucktes Papier aus. Sie setzte ihre Unterschrift und den Stempel des Maklerbüros, für das sie arbeitete, darunter, dann faltete sie den Brief und steckte ihn in einen Umschlag. Dass der Verkauf dieses unscheinbaren Einfamilienhauses so viel Ärger mit sich bringen würde, damit hatte Farah beim besten Willen nicht gerechnet.

Das Paar hatte so einen netten Eindruck auf sie gemacht, als sie ihnen schon im März das Haus und die anliegenden Grundstücke gezeigt hatte. Der Mann hatte der Erbengemeinschaft, die das Haus zum Verkauf angeboten hatte, direkt ein großzügiges Angebot gemacht. Mehr als großzügig sogar. Er hatte fast 20.000 Euro über dem Marktwert geboten. Die Erbengemeinschaft hatte natürlich sofort zugestimmt. Und auch sie hatte sich gefreut, denn ein höherer Verkaufspreis bedeutete ja auch eine höhere Provision für sie.

Jetzt aber ärgerte sich Farah über ihre Kurzsichtigkeit. Sie hätte sofort misstrauisch werden müssen, sofort nachhaken müssen, als während des Notartermins im Mai schließlich die Finanzierung besprochen wurde. Denn hier hatte der Mann gesagt, dass sein Vater für den vollen Kaufpreis aufkommen würde. Er besäße ein Hotel in Kanada und würde ihm das Geld sozusagen als vorgezogenes Erbe zur Verfügung stellen. Ja, genau so hatte er es formuliert. Farah hatte sich kurz darüber gewundert – aber auch wirklich nur kurz, denn es war nicht gerade unüblich, dass die ganze Familie in die Finanzierung eines Hauskaufs miteinbezogen wurde. Jetzt jedoch ärgerte sie sich darüber, dass sie nicht genauer nachgefragt hatte. Dass niemand genauer nachgefragt hatte, weder sie noch der Notar noch die Vertreterin der Erbengemeinschaft.

Die Freude über den erfolgreichen Vertragsabschluss hatte schließlich nicht lange angehalten. Den Kaufpreis, der Ende Mai fällig geworden war, hatte das Paar nicht bezahlt, ebenso wenig den Notar. Und ihre Provision hatte Farah auch nie gesehen. Das Ganze war eine reine Zeit- und Geldverschwendung gewesen.

Farah beschriftete den Umschlag und warf ihn verärgert auf den Poststapel neben ihrem Schreibtisch. In wenigen Tagen würde die Rücktrittserklärung des Kaufvertrags bei den Betrügern ins Haus flattern. Und dann hätten sie und das Maklerbüro endlich nichts mehr mit der Sache zu tun.

MONTAG, 08-08-2016

„Erklär es mir noch mal: Woher hast du das Geld jetzt schon wieder?" Carmen Jansen schaut ihren Mann Joachim erwartungsvoll an. „Aber, Schatz, das habe ich dir doch schon mehrmals erklärt", seufzt er. „Das Geld habe ich vom Verkauf des Autos." „Du meinst, du hast das Auto verkauft, das du vor nicht einmal einem Monat unbedingt haben musstest, weil du schon immer nach genau so einem Modell gesucht hast?", fragt sie ungläubig. „Ich habe dir doch neulich den BMW gekauft", erklärt er jetzt. „Der ist für uns beide doch völlig ausreichend. Und ich hatte mir den Wagen sowieso ganz anders vorgestellt. Deswegen habe ich ihn jetzt wieder verkauft. Kannst du das Geld bitte einfach zur Bank bringen?" Carmen mustert ihn misstrauisch. „Ich verstehe dich nicht", meint sie kopfschüttelnd. „Da fahren wir extra nach Bayern hinunter, damit du das neue Auto kurze Zeit später einfach wieder verkaufst, und das auch noch ohne mir ein Wort davon zu sagen?" „Carmen, bitte", sagt er ärgerlich. Sie hebt abwehrend die Hände. „Ist ja schon gut, ich geh ja schon", sagt sie beleidigt. „Aber ich bleibe dabei: Manchmal werde ich einfach nicht schlau aus dir." Sie zieht ihre Sonnenbrille auf, packt den Umschlag mit dem Geld in ihre Handtasche und verlässt das Haus.

Als sie Wolfgangs Fahrrad in der Garage stehen sieht, bekommt sie trotz der hochsommerlichen Temperaturen eine Gänsehaut. Über einen

Monat gilt er jetzt schon als vermisst und die Polizei scheint keine Fortschritte zu machen. Da kommt Carmen eine Idee. Vielleicht können die Bankmitarbeiter ja dabei helfen, Wolfgang zu finden! Aufgeregt steigt sie in ihren Wagen, legt den Gang ein und fährt los.

Als Carmen die Bank betritt, schlägt ihr die angenehme Kühle der Klimaanlage entgegen. Die Frau am linken Schalter ist gerade frei und winkt Carmen freundlich zu sich. „Frau Jansen!", begrüßt sie sie. „Was kann ich heute für Sie tun?" Carmen holt den Umschlag aus der Tasche und legt ihn auf den Schalter. „Hallo, Frau Smirnow", sagt sie, „das würde ich gerne auf mein Konto einzahlen." „Das ist kein Problem", lächelt die Bankangestellte und greift nach dem Umschlag. „Und dann hätte ich noch eine etwas außergewöhnliche Bitte", sagt Carmen in verschwörerischem Ton. „Sie haben es ja bestimmt schon gehört: Unser Vermieter, Wolfgang Kröger, ist seit über zwei Monaten spurlos verschwunden." „Ja, ich habe davon gehört", bestätigt Jelena Smirnow. „Furchtbar. Einfach nur furchtbar. Herr Kröger ist seit über 20 Jahren Kunde bei uns. Wir kennen ihn alle gut."

„Das habe ich mir schon fast gedacht!" sagt Carmen zufrieden. „Könnten Sie nicht anhand seiner Kontoaktivitäten rausfinden, wo Wolfgang sich gerade aufhält? Vielleicht kann die Polizei ihn so endlich finden! Wir machen uns schreckliche Sorgen um ihn. Bitte, Frau Smirnow. Sie sind unsere letzte Hoffnung!" Jelena Smirnow schaut ihre Kundin überrascht an. Mit einer solchen Bitte hat sie wirklich nicht gerechnet. „Frau Jansen", sagt sie bedauernd, „ich kann Sie gut verstehen. Und es tut mir auch sehr leid, aber ich kann Ihnen darüber keine Auskunft geben. Das lässt der Datenschutz nicht zu." „Oh, natürlich", sagt Carmen enttäuscht. „Datenschutz. Da kann man wohl nichts machen." „Es tut mir wirklich sehr leid", wiederholt Jelena Smirnow. „Kann ich sonst noch etwas für Sie tun?" „Nein, danke, Frau Smirnow. Auf Wiedersehen", sagt Carmen.

Jelena Smirnow verabschiedet sich, dann schließt sie ihren Schalter und geht in eines der hinteren Büros. Frau Jansen hat sie neugierig gemacht. Und auch wenn sie ihr keine Auskunft über die Kontoaktivitäten geben darf: Selbst kann sie natürlich schon einen Blick darauf werfen. Sie meldet sich an einem der Computer an, ruft die Kontoumsätze von Wolfgang Kröger auf - und stutzt: Die Konten sind überzogen. In den letzten Wochen waren immer wieder Abhebungen getätigt worden, hohe Beträge, meist über 1.000 Euro. Misstrauisch scrollt sie sich durch die Umsätze. Das konnte nicht sein. Nie und nimmer hatte Wolfgang Kröger diese Abbuchungen getätigt! In all den Jahren war der Kunde für Abhebungen immer zu einem Angestellten an den Schalter gekommen. Er hatte ihr einmal erzählt, dass er diesen „neumodischen Automaten" nicht trauen würde. Und auch seine Konten hatte er nie überzogen.

Jelena Smirnow kontrolliert die Daten der Abhebungen. Der letzte Betrag war erst vorgestern geholt worden – an einem der Automaten hier im Ort! Sie gibt die Sperrung der beiden EC-Karten in Auftrag und ruft die Revisionsabteilung an. Die Mitarbeiter hier haben Einblick in die Überwachungskameras der verschiedenen Bankautomaten. Sie nennt die Standorte der Automaten und die jeweiligen Tage und Uhrzeiten, an denen die Abhebungen getätigt wurden. Dann legt sie auf. In wenigen Tagen wird sie wissen, wer das Konto von Wolfgang Kröger überzogen hat. Denn er selbst war es mit Sicherheit nicht.

DONNERSTAG, 18-08-2016

Das Telefon klingelt. Sie wirft dem Gerät einen genervten Blick zu, beachtet es dann aber nicht weiter. Sie muss heute mit dieser Arbeit fertig werden, und sie will endlich einmal pünktlich gehen. Das Telefon verstummt. Aber die Stille ist nicht von Dauer. Schon im nächsten Moment fängt es wieder an zu klingeln. „Jelena Smirnow", meldet sie sich barsch. „Hier ist Roman", meldet es sich am anderen Ende der Leitung „Roman Kowalski, aus der Revisionsabteilung." Die Stimmung der Bankangestellten schlägt augenblicklich um. „Konntest du die Bilder heraussuchen?", fragt sie aufgeregt. Fast zwei Wochen war es jetzt schon her, dass sie um die Bilder der Überwachungskameras gebeten hatte. Sie hatte wirklich gehofft, die Revisionsabteilung würde ihren Auftrag früher bearbeiten. Die gesamte letzte Woche hatte sie beinahe minütlich ihre Mails gecheckt – aber vergeblich. Jetzt aber ist es endlich so weit.

„Ja, wir haben die Bilder, die du wolltest", sagt Roman jetzt. „Ich schicke sie dir in diesem Moment per Mail." Jelena starrt angespannt auf ihren Bildschirm. Da ploppt unten rechts auch schon die Mail auf. „Ist angekommen, danke!", sagt sie und klickt darauf. „Bleib bitte kurz dran, du willst sicher auch wissen, ob ich mit meiner Vermutung recht hatte." Jelena öffnet das erste Bild im Anhang und hält die Luft an. Dann öffnet sie das zweite und das dritte Bild. Das Ergebnis bleibt dasselbe: „Roman", sagt sie aufgeregt, „ruf sofort die Polizei an. Das ist nicht Wolfgang Kröger!"

Triumphierend legt Alex den Hörer auf und dreht sich zu Tessa um. „Du wirst es nicht glauben", sagt er, „aber wir haben einen neuen Hinweis im Fall Wolfgang Kröger." „Wirklich?", fragt Tessa erstaunt. „Von wem?" Damit hat sie nicht mehr gerechnet. Immerhin wird Wolfgang Kröger nun seit fast drei Monaten vermisst. „Von der Revisionsabteilung von Krögers Bank", sagt Alex. „Die haben wohl festgestellt, dass seine Konten seit Anfang Juni kontinuierlich leergeräumt wurden und mittlerweile überzogen sind.“ „Anfang Juni…“, überlegt Tessa, „aber das ist doch –“ „Genau“, unterbricht Alex sie, „in diesen Zeitraum muss Wolfgang Kröger verschwunden sein. Aber es kommt noch besser.“ Er macht eine bedeutungsschwere Pause. „Die Bank ist misstrauisch geworden und hat sich die Überwachungsbilder der Automaten, an denen die Abhebungen getätigt wurden, mal genauer angeschaut. Und dabei haben sie festgestellt, dass es nicht Kröger war, der die Konten leergeräumt hat.“ „Wer war es dann?“, will Tessa wissen. „Das werden wir hoffentlich bald wissen“, sagt Alex. „Die Kollegen sind mit den Bildern und der Bankangestellten, die die Nachforschung initiiert hat, auf dem Weg hierher.“

„Wir haben Frau Smirnow schon mal in den Vernehmungsraum gebracht“, sagt einer der Streifenkollegen zu Tessa, als sie wenig später mit Jelena Smirnow und den Bildern im Gepäck im Büro ankommen. „Das Bildmaterial befindet sich auf diesem Datenträger.“ Er reicht ihr eine Festplatte und verabschiedet sich. „Wir sollten uns zuerst die Bilder anschauen, bevor wir mit der Frau reden“, meint Tessa zu Alex und schließt die Festplatte an ihren Computer an. Sie öffnet die Datei mit den Bildern der Überwachungskamera und klickt das erste an. Stück für Stück baut es sich vor ihren Augen auf. „Frau Smirnow hat Recht“, sagt Alex, als das Bild vollständig zu sehen ist. „Wolfgang Kröger ist das definitiv nicht.“ „Nein“, murmelt Tessa und starrt angestrengt auf das grobkörnige Bild, „aber ich glaube, ich weiß, wer es ist.“

MITTWOCH, 08-06-2016

Als Joachim Jansen die Treppe hinunter Richtung Keller ging, konnte er seinen Vermieter in der Waschküche schon von Weitem hören. Mist! Eigentlich hatte er gehofft, sich ungestört einen Schraubenschlüssel aus dem Werkzeugkasten holen zu können. Aber daraus wurde jetzt wohl nichts. Dabei wollte er Wolfgang nicht ausgerechnet jetzt begegnen. Ob ihm wohl schon aufgefallen war, dass seine beiden EC-Karten fehlten? Joachim zögerte. Noch war es nicht zu spät, Wolfgang hatte ihn noch nicht gesehen. Er konnte einfach wieder zurück in seine Wohnung gehen und den Schraubenschlüssel später holen.

Aber nein. Das war doch Blödsinn. Wenn Wolfgang seine Karten vermissen würde, hätte er ihn doch bestimmt direkt darauf angesprochen. Er betrat den langen Flur, der die verschiedenen Kellerräume miteinander verband, und ging von dort in Richtung Waschküche. „Ah, Joachim“, sagte Wolfgang ernst, als er ihn jetzt in der Tür stehen sah, „gut, dass ich dich sehe. Ich muss mit dir reden.“ Joachim schluckte. „Ach ja?“, fragte er nervös. „Worum geht es denn?“ „Es geht um eure Mietkaution“, antwortete Wolfgang. „Ihr seid vor einem Dreivierteljahr hier eingezogen, die Kaution wäre eigentlich beim Einzug fällig gewesen. So langsam verliere ich die Geduld!"

Joachim war erleichtert. Er hatte das Fehlen der EC-Karten also noch nicht entdeckt. Und wenn, schien er ihn zumindest nicht zu verdächtigen. „Du weißt doch, die Situation ist nicht so leicht für uns", meinte er jetzt beschwichtigend. „Carmen verdient so wenig als Altenpflegerin, und dann habe ich im Januar auch noch meine Stelle verloren." „Das ist ja alles schön und gut", sagte Wolfgang ungeduldig. „Im Oktober, als die Kaution eigentlich fällig war, hattest du aber noch einen Job. Wenn ihr euch die Wohnung nicht leisten könnt, ist das nicht mein Problem."

Langsam, aber sicher wurde Joachim wütend. „Wir können uns die Wohnung leisten", sagte er energisch, „die Miete war bisher immer pünktlich auf deinem Konto! Für die Kaution brauchen wir einfach etwas mehr Zeit. Und findest du nicht, du solltest dich erst einmal darum kümmern, dass das Haus in einem ordentlichen Zustand ist, bevor du bei uns die Kaution eintreibst?" „Wie bitte?", fragte Wolfgang erbost. „Jetzt reicht es mir aber! Das Haus ist in einem Top-Zustand." „Ach ja?", meinte Joachim angriffslustig. „Komm mit, ich beweise dir gerne das Gegenteil!" Widerwillig folgte Wolfgang Joachim in den Flur und in einen Kellerraum weiter hinten. Der Raum war relativ kahl, auf dem Boden lagen nur noch einige lange Metallrohre, die bei der letzten Renovierung übriggeblieben waren. Joachim stellte sich in die hinterste Ecke des Raumes und zeigte auf einen großen Wasserfleck an der Decke. „Da, schau", sagte er triumphierend, „das nennst du einen Top-Zustand?" „Jetzt mach dich doch nicht lächerlich", lachte Wolfgang. „Wir sind hier in einem Keller. Noch dazu in einem Raum, der weder von euch noch von mir genutzt wird. Das ändert gar nichts daran, dass ihr mir die Kaution schuldig seid." „Aber –", setzte Joachim an, doch Wolfgang ließ ihn nicht ausreden. „Nichts aber. Zum letzten Mal: Ihr schuldet mir die Mietkaution. Ich gebe euch noch einen Monat. Wenn sie bis dahin nicht auf meinem Konto ist, könnt ihr euch eine neue Wohnung suchen!"

Joachim funkelte seinen Vermieter wütend an. Dann fiel sein Blick auf die schweren Rohre auf dem Boden, und er traf eine Entscheidung. „Das werden wir ja sehen", sagte er drohend. Blitzschnell und ehe Wolfgang reagieren konnte, hatte er auch schon eines der Rohre aufgehoben und es seinem Vermieter zwei Mal mit aller Kraft auf den Kopf geschlagen. Mit einem dumpfen Geräusch schlug Wolfgang auf dem harten Fliesenboden auf. Aber Joachim hatte noch nicht genug: Er beugte sich über Wolfgang und begann, ihn mit beiden Händen zu würgen. Als ihm die Kraft ausging, richtete er sich auf und betrachtete keuchend die auf dem Boden liegende Leiche. Ein Plan musste her. Wenn er es geschickt anstellte, würden sich seine Geldsorgen endlich ein für alle Mal in Luft auflösen…

DONNERSTAG, 18-08-2016

Joachim Jansen rutscht unbehaglich auf seinem Stuhl hin und her. Nachdem die Bankangestellte Tessas Verdacht bestätigt hat, hat die Ermittlerin sofort eine Streife zum Haus von Wolfgang Kröger geschickt und Herrn und Frau Jansen abholen lassen. Jetzt sitzt Herr Jansen ihr und Alex im Vernehmungszimmer gegenüber und wird von Minute zu Minute nervöser. „Herr Jansen“, sagt Tessa und schiebt ihm die ausgedruckten Bilder der Überwachungskamera hin, „können Sie uns sagen, wer das ist?“ Sie deutet auf eines der Fotos. Er mustert die beiden Ermittler misstrauisch, lehnt sich dann nach vorne und schaut sich das Bild genauer an. „Das bin ich“, sagt er. „Und was machen Sie da?“, schaltet Alex sich ein. „Da werde ich wohl Geld abgehoben haben“, antwortet Herr Jansen genervt, „ist das vielleicht verboten?“ „Nein“, sagt Tessa ruhig, „wenn Sie Geld von Ihrem eigenen Konto abgehoben hätten, wäre das natürlich nicht verboten. Diese Bilder sind allerdings entstanden, als Sie Geld von den Konten Ihres vermissten Vermieters abgehoben haben.“

Herr Jansen schweigt. Tessa legt ein weiteres Papier auf den Tisch. „Zwischen dem 1. Juni und dem 6. August haben Sie mehrere tausend Euro von den Konten Ihres Vermieters abgehoben“, fährt Tessa fort und deutet auf die Auflistung mit den einzelnen Abbuchungen. „Sie sind also offensichtlich im Besitz der beiden EC-Karten von Wolfgang Kröger und scheinen auch die jeweiligen Pin-Codes zu kennen.“ „Herr Kröger ist seit dem 27. Juni als vermisst gemeldet“, sagt Alex jetzt. „Seine Bekannten haben ihn aber schon einige Wochen davor nicht mehr gesehen. Sie werden verstehen, dass das nicht das beste Licht auf Sie wirft. Oder können Sie uns vielleicht erklären, wie Sie in den Besitz der EC-Karten einer als vermisst gemeldeten Person gekommen sind?“

Herr Jansen verzieht keine Miene. „Gut dann reden wir eben noch ein bisschen, wenn Sie zu der Sache nichts zu sagen haben“, sagt Alex. „Wir haben nämlich eine Theorie, wie das Ganze abgelaufen sein könnte: Sie haben Ihrem Vermieter irgendwann Ende Mai, vielleicht auch erst am 1. Juni seine beiden EC-Karten gestohlen. An die Pin-Codes zu kommen, war kein Problem: Herr Kröger ist nicht mehr der Jüngste, bestimmt hatte er sich die Codes irgendwo notiert. Dann haben Sie sich fleißig an seinen Konten bedient. Irgendwann ist Ihrem Vermieter das aber aufgefallen – besonders unauffällige Summen haben Sie schließlich nicht abgehoben – und er hat Sie damit konfrontiert. Denn wer sonst hätte die Karten aus seiner Wohnung stehlen können? Als Ihnen klar wurde, dass Sie aufgeflogen sind, haben Sie eine Entscheidung getroffen: Wolfgang Kröger musste verschwinden.“ Während Alex' Vortrag forscht Tessa nach einer Reaktion im Gesicht von Herrn Jansen. Doch sie findet nichts. Er sitzt einfach nur regungslos da und starrt zu Boden.

„Na schön", sagt Tessa und startet einen letzten Versuch, „vielleicht ist Ihre Frau gesprächiger. Sie muss die Sache ja gemeinsam mit Ihnen durchgezogen haben." Bingo! Tessa hatte geahnt, dass sie ihn damit drankriegen konnte: Bei der Erwähnung seiner Frau zuckt Joachim Jansen erschrocken zusammen. „Bitte", sagt er, „lassen Sie sie in Ruhe. Meine Frau hat damit nichts zu tun!" „Womit?", fragt Alex sofort. „Mit dem Diebstahl der EC-Karten oder mit dem Verschwinden Ihres Vermieters?" Joachim Jansen sackt in sich zusammen. „Ich wollte das alles nicht", sagt er leise, „es ist einfach so passiert."

„Was ist einfach so passiert?", will Tessa wissen. „Die EC-Karten –", setzt Jansen an. „Wolfgang hat sie im Flur auf einer Anrichte liegen gehabt, einfach offen, und die Pin stand hinten drauf." Tessa und Alex werfen sich vielsagende Blicke zu. „Und da haben Sie sich gedacht, Sie nehmen die Karten einfach mal mit", sagt Alex spöttisch. „Sie haben doch keine Ahnung!", braust Herr Jansen auf. „Sie wissen nicht, wie das ist, wenn man nie genug Geld hat. Wenn man sich immer Sorgen machen muss, woher die nächste Monatsmiete kommen soll. Mein ganzes Leben lang hatte ich nur Probleme. Und Wolfgang? Der hatte doch genug. Das große Haus, das Auto, und dann auch noch die Miete von uns." Er schnaubt abfällig. „Also sind Sie bei Herrn Kröger eingebrochen", schlussfolgert Tessa. „Ich bin nirgends eingebrochen! Die Wohnungstüren im Haus sind einfache Zimmertüren, keine Haustüren. Man muss sie abschließen, sonst kann man sie von außen einfach öffnen." „Und Ihr Vermieter hat seine Tür nie abgeschlossen", kombiniert Alex. Herr Jansen nickt.

„Und dann?", will Tessa wissen. „Ihrem Vermieter muss doch irgendwann aufgefallen sein, dass ihm hohe Summen an Geld fehlen." „Nein, das ist ihm nicht aufgefallen", sagt Herr Jansen leise. „Was ist dann passiert?", fragt Alex. „Wolfgang Kröger muss kurz nach dem Diebstahl der Karten verschwunden sein. Was haben Sie mit ihm gemacht? Und wo ist er jetzt?" Joachim Jansen bleibt wieder stumm.

„Herr Jansen", setzt Tessa an, „wir wissen, dass Sie etwas mit dem Verschwinden Ihres Vermieters zu tun haben. Wenn Sie mit uns kooperieren, kann sich das positiv auf Ihr Strafmaß auswirken. Überlegen Sie sich also gut, wie Sie die Sache hier angehen wollen." Herr Jansen betrachtet die Kommissare misstrauisch. Dann seufzt er. „Ich wollte das nicht. Das müssen Sie mir glauben! Aber er hat einfach nicht aufgehört, über diese dämliche Mietkaution zu faseln. Sogar gedroht hat er mir! Dass wir uns eine neue Wohnung suchen müssten, wenn wir ihm die Kaution nicht bald überweisen würden. Können Sie sich das vorstellen? Er wohnt in diesem großen Haus, hat mehrere tausend Euro auf dem Konto und will von uns eine Mietkaution? Die ganze Situation war so ungerecht. In dem Moment habe ich das Rohr gesehen und einfach zugeschlagen. Als er auf dem Boden lag, habe ich ihn dann mit aller Kraft gewürgt. Ich - ich war einfach so unglaublich wütend."

Herr Jansen vergräbt das Gesicht in den Händen. Damit hatten Tessa und Alex nicht gerechnet. Fassungslos schauen sie den Mann an. Für einen Moment ist es ganz still im Raum. „Was haben Sie mit der Leiche gemacht?", fragt Tessa dann. „Die finden Sie ganz hinten im Garten, neben der großen Eibe. Ich habe ihn vergraben."

„Wir müssen seine Frau auch festnehmen", sagt Tessa bestimmt, als sie und Alex den Vernehmungsraum verlassen. „Ihr Mann häuft mehrere tausend Euro an und vergräbt eine Leiche im Garten - es kann mir niemand erzählen, dass sie davon nichts mitbekommen hat." „Das erscheint mir auch unwahrscheinlich", überlegt Alex. „Wir müssen sie auf jeden Fall nochmal befragen." „Zuerst brauchen wir aber einen Durchsuchungsbeschluss für das Haus und den Garten", findet Tessa. „Wer weiß, was wir da noch alles finden."

FREITAG, 19-08-2016

Als Sven Nowak mit seinem Schäferhund auf die große Eibe am Ende des Gartens zuläuft, beginnt der Hund schon in einiger Entfernung, an der Leine zu ziehen. Neben dem Baum angekommen, fängt er aufgeregt an zu graben. „Zeus hat was gefunden", ruft Sven seinen Kollegen zu. „Hier könnt ihr anfangen zu suchen."

„Ich muss schon sagen, Sie haben sich wirklich alle Mühe gegeben, die Leiche unauffindbar verschwinden zu lassen", sagt Tessa, als ihnen am Nachmittag wieder Joachim Jansen im Vernehmungsraum gegenübersitzt. Nach eineinhalb Stunden Graben hatten die Kollegen bei der Durchsuchung am Morgen schließlich unter einer Schicht Erde, zwei Metallplatten, einer Kunststoffplane und einer weiteren Schicht Erde eine in Folie eingewickelte und mit Silikon versiegelte Regentonne gefunden. Darin kam, eingewickelt in eine weitere Folie, die Plastikverpackung einer Matratze, einen Schlafsack und noch eine große Plastiktüte, die Leiche von Wolfgang Kröger zum Vorschein.

„Die Durchsuchung Ihrer Wohnung war sowieso äußerst aufschlussreich", sagt Alex jetzt. „Und die Kollegen sind noch nicht mal fertig! Die werden wahrscheinlich noch das ganze Wochenende beschäftigt sein. Trotzdem würden wir über einige der Funde gerne schonmal mit Ihnen reden." Herr Jansen nickt bloß. Er weiß, dass er keine Chance mehr hat, noch aus der Sache herauszukommen. „Zuerst aber wäre da noch die Angelegenheit mit dem Auto von Wolfgang Kröger zu klären", fährt Tessa fort. „Jetzt, wo klar ist, dass Herr Kröger nicht selbst damit weggefahren ist, wollen wir natürlich wissen, was Sie damit gemacht haben." „Ich habe es verkauft", seufzt er, „an ein Autohaus." „Woher hatten Sie die Fahrzeugpapiere?", will Alex wissen. „Die hatte ich ja gar nicht. Ich dachte, die würden schon irgendwo sein, aber ich konnte sie nicht finden. Der Autohändler hat mir deswegen erstmal nur die Hälfte des vereinbarten Preises gezahlt. Die andere Hälfte wollte er mir geben, wenn ich die Papiere bringen würde. Daraus wurde aber nichts." „Wie viel haben Sie für den Wagen bekommen?", fragt Tessa. „775 Euro." „775, und dazu kommen 13.400 Euro, die Sie zwischen Juni und August von seinem Konto abgehoben haben, das macht über 14.000 Euro", rechnet Alex zusammen. „In Ihrem Tresor konnten die Kollegen aber nur 1.000 Euro finden. Was haben Sie mit dem restlichen Geld gemacht?" „Ich habe es ausgegeben. Für alles Mögliche: ein neues Auto für meine Frau, einen Ring, einen Kurzurlaub Ende Juli." „Sie haben innerhalb von zwei Monaten 13.000 Euro durchgebracht?", fragt Tessa fassungslos. Herr Jansen zuckt mit den Schultern. „Man findet doch immer etwas Neues, das man haben will", sagt er gleichgültig. „Und jetzt hatte ich endlich das Geld, um es auch zu kaufen."

„Aber das hat Ihnen noch nicht gereicht, nicht wahr?", fragt Alex. „Die Kollegen haben in Ihrer Wohnung nämlich außerdem das hier gefunden." Alex legt ein Blatt Papier in einer Folie auf den Tisch und schiebt es ihm zu. „Erkennen Sie es wieder? Es ist das Testament von Wolfgang Kröger, nur dummerweise noch nicht unterschrieben. Darin steht, dass Sie und Ihre Frau im Falle seines Todes die Erdgeschosswohnung, die Einliegerwohnung im Keller, das Gartengrundstück und die Garage erben. Praktisch, nicht?" Herr Jansen mustert das Testament ausdruckslos. „Wie haben Sie sich das denn vorgestellt, Herr Jansen?", will Tessa jetzt wissen. „Bis eine vermisste Person für tot erklärt werden kann, dauert es zehn Jahre. Und Ihnen muss doch wohl klar gewesen sein, dass Sie sich mit diesem Testament äußerst verdächtig gemacht hätten, oder? Denn dass das Ihre Handschrift ist und nicht die von Wolfgang Kröger, das haben wir schnell herausgefunden."

„Ja, das Testament habe ich geschrieben. Zu dem Zeitpunkt schien mir das eine gute Idee gewesen zu sein", antwortet Herr Jansen. Langsam packt Alex das Testament wieder ein. „Was wollen Sie eigentlich noch von mir?", braust Herr Jansen nun auf. „Sie haben Ihre Leiche und Sie haben Ihren Täter. Fall abgeschlossen!" „Fall nicht abgeschlossen!", fährt Tessa ihn an. „So einfach geht das nicht. Wir versuchen nachzuvollziehen, was zwischen Juni und August alles passiert ist. Und inwieweit Ihre Frau in das Ganze involviert ist." „Meine Frau?" Herr Jansen wird blass. „Ich habe es Ihnen doch schon einmal gesagt, meine Frau hat damit nichts zu tun!" „Das lassen Sie mal unsere Sorge sein", sagt Tessa kühl.

„Es wird höchste Zeit, dass wir uns Frau Jansen genauer vornehmen", sagt Alex später zu Tessa. „Selbst wenn sie ihrem Mann nicht dabei geholfen hat – sie muss es gewusst haben. Tessa nickt zustimmend. „Ich lasse sie herbringen."

Als Carmen Jansen am nächsten Morgen zu Tessa und Alex in den Vernehmungsraum gebracht wird, ist von der gepflegten Frau, die sie Ende Juni noch zum Verschwinden ihres Vermieters befragt hatten, nicht mehr viel übrig. Die Nacht, die sie in Untersuchungshaft verbracht hat, hat Spuren hinterlassen. Ihr blasses Gesicht ist ungeschminkt, unter ihren Augen liegen dunkle Schatten, die Haare sind zu einem unordentlichen Dutt gebunden. Wortlos setzt sich Frau Jansen den Ermittlern gegenüber. „Ich weiß, was Sie meinem Mann vorwerfen", sagt sie leise. „Aber er war es nicht. Er kann es einfach nicht gewesen sein." Tessa mustert die Frau misstrauisch. „So leid es mir tut, Frau Jansen", sagt sie, „aber Ihr Mann hat die Taten bereits gestanden." Frau Jansen starrt Tessa fassungslos an.

„Wir wollen jetzt wissen, was Sie mit dem Ganzen zu tun haben", fährt Alex fort. „Ich?" Frau Jansen reißt die Augen auf. „Aber ich habe gar nichts damit zu tun! Und mein Mann sicher auch nicht. Das muss ein Missverständnis sein." „Frau Jansen", sagt Tessa ruhig, „Ihr Mann hat insgesamt über 14.000 Euro von Ihrem Vermieter gestohlen. Um die 13.000 Euro davon hat er ausgegeben, wie er uns erzählte für ein neues Auto, Urlaub und Schmuck. Haben Sie sich denn nicht gewundert, wo das Geld auf einmal herkommt? Ihr Mann hat erzählt, dass Sie immer Geldprobleme hatten und wohl auch die Mietkaution nicht zahlen konnten. Ich als Frau würde da schon misstrauisch werden, wenn mein Mann von heute auf morgen plötzlich so viel Geld zum Ausgeben hätte." Mit einem Mal dämmert es Frau Jansen und sie beginnt zu schluchzen.

„Es stimmt: Wir hatten nie viel Geld. In unserer Branche kann man nun mal nicht reich werden. Als Joachim dann im Januar auch noch seinen Job als Ergotherapeut verloren hat, ist alles nur noch schlimmer geworden. Wir hatten jeden Monat Probleme, die Miete aufzubringen. Irgendwie haben wir es immer geschafft, aber wir mussten im Alltag an jeder Ecke sparen. Vor ein paar Wochen dann hat Joachim vorgeschlagen, dass wir uns mal wieder richtig etwas gönnen sollten. Ich hatte Angst, dass wir uns das nicht leisten könnten, aber er meinte, wir hätten es uns verdient. Also hat er mich zum Essen ausgeführt, in ein furchtbar teures Restaurant. Ich habe mich den ganzen Abend über vollkommen deplatziert gefühlt. Ab da sind wir immer häufiger Essen gegangen. Und irgendwann hat er mir den Ring geschenkt. Ich weiß nicht, was der gekostet hat, aber er sah teuer aus. Ich habe ihm auch gleich gesagt, dass er den Ring zurückbringen soll, weil wir uns das nicht leisten können. Aber er hat abgewunken: ‚Wir haben es uns verdient', hat er immer gesagt. Als ich ihn einmal geradeheraus gefragt habe, woher er das Geld hat, ist er mir erst ausgewichen, hat aber schließlich gemeint, dass er einen neuen Job hätte in einer Bar. Ich habe mich natürlich gewundert, warum er mir das nicht gleich erzählt hat. Aber Joachim konnte bei solchen Angelegenheiten sehr eigen sein. Also habe ich es akzeptiert."

„Und wie ging es dann weiter?", will Tessa wissen. „Er hat mir einen neuen Wagen gekauft. Das hat mich gewundert, weil er sich erst Anfang Juni einen Gebrauchtwagen gekauft hatte. Ein monströses Teil. Er wollte es unbedingt haben, hat erzählt, dass er ein solches Auto immer schon fahren wollte. Im August hat er den Wagen aber schon wieder verkauft. Wie gesagt, er konnte sehr eigen sein." Tessa und Alex werfen sich vielsagende Blicke zu. Was Joachim Jansen wohl mit diesem Gebrauchtwagen vorgehabt hatte? Tessa nimmt sich vor, ihn danach zu fragen. „Jedenfalls habe ich ihn dann wieder gefragt, woher er das ganze Geld hat", fährt Frau Jansen fort. „Ein neuer Job, schön und gut, aber so viel verdient man als Barkeeper ja nun auch nicht. Und dann ist er endlich doch noch mit der Sprache rausgerückt und hat mir alles erzählt."

„Ach ja?", fragt Tessa aufgeregt. „Ja – aber es war nicht das, was Sie jetzt denken", sagt Frau Jansen gekränkt. „Er hat mir erzählt, dass er sich mit seinem Vater versöhnt hätte und das Geld von ihm käme." Tessa zieht fragend die Augenbrauen hoch. Frau Jansen erklärt: „Joachims Vater lebt in Kanada, er betreibt dort ein sehr erfolgreiches Hotel. Er kommt nicht oft nach Deutschland, ich habe ihn in all der Zeit nie gesehen. Und im Sommer 2015 hat Joachim den Kontakt zu seinem Vater abgebrochen wegen dieser unschönen Geschichte mit dem Hauskauf." „Ein Hauskauf?" Alex wird hellhörig. „Worum ging es dabei genau?" „Ganz am Anfang unserer Beziehung wollten wir ein Haus kaufen", erklärt Frau Jansen. „Zu der Zeit haben wir zusammen in meiner alten Wohnung gelebt, die wir von meinem Expartner gemietet hatten. Das war für alle keine schöne Situation, deswegen wollten wir uns etwas Eigenes suchen. Wir haben auch schnell ein schönes Haus mit angrenzendem Grundstück gefunden. Das hätten wir uns aber natürlich niemals leisten können. Also hat Joachim gesagt, er würde seinen Vater fragen, ob er ihm nicht das Geld für den Hauskauf geben könnte. Als vorgezogenes Erbe sozusagen. Er hat dann erst auch zugestimmt." Tessa ahnt bereits, wo die Geschichte hinführen wird. „Als die Zahlung dann aber fällig wurde, hat er einen Rückzieher gemacht. Joachim hatte den Kaufvertrag natürlich schon unterschrieben. Irgendwann ist die Erbengemeinschaft, von der wir das Haus kaufen wollten, vom Vertrag zurückgetreten. Und so sind wir dann im Oktober bei Wolfgang im Erdgeschoss gelandet."

„Ich will genau wissen, wie das mit dem Hauskauf damals abgelaufen ist", sagt Tessa, als sie nach der Vernehmung draußen auf dem Gang stehen. „Wenn du mich fragst, gibt es diesen reichen Vater in Kanada nämlich überhaupt nicht. Und dann ist das ein klarer Fall von Betrug." „Das sehe ich auch so", sagt Alex. „Und es würde auch zu Jansens Vorstrafen passen." „Vorstrafen?", fragt Tessa. „Ja, weißt du das nicht mehr? Wir hatten das Ehepaar Jansen doch schon vor der ersten Befragung im System abgefragt." „Stimmt!", fällt es Tessa wieder ein. „Frau Jansen ist nicht vorbestraft, Herr Jansen hat aber tatsächlich einiges auf dem Kerbholz, wenn ich mich richtig erinnere." „Vier Vorstrafen, um genau zu sein. Er ist zwei Mal wegen Diebstahls vorbestraft und zwei Mal wegen Betrugs." „Der Sache müssen wir unbedingt nachgehen. Wer weiß, was wir noch so alles bei ihm finden", sagt Tessa.

„Aber was machen wir jetzt mit Frau Jansen? Ich muss gestehen: Sie hat mir gerade ehrlich leidgetan. Wie sie da saß, wie ein Häufchen Elend. Ich glaube, das war nicht gespielt." „Das glaube ich auch nicht", sagt Alex. „Sie scheint ihrem Mann die Geschichte von dem neuen Job und dem reichen Vater in Kanada wirklich abgekauft zu haben." „Dafür spricht, dass immer nur er Geld von Krögers Konto abgehoben hat", überlegt Tessa, „wobei ich es schon merkwürdig finde: Da wohnt man zusammen, ist verheiratet und hat angeblich keine Ahnung, was der Partner so macht? Entweder ist sie sehr naiv oder eine verdammt gute Lügnerin." „Warten wir mal ab, was die Obduktion ergibt", sagt Alex. „Wenn sie für den Tatzeitraum ein Alibi hat, müssen wir sie wohl gehen lassen."

MONTAG, 22-08-2016

„Ich habe eben mit Joachim Jansens Tochter, Nadine Schneider, telefoniert", sagt Tessa, als Alex sich auf den Stuhl im Büro neben ihr fallen lässt. „Stell dir vor: Joachim Jansen hat tatsächlich keinen reichen Vater in Kanada. Seine Eltern wohnen gar nicht weit weg, sie haben aber seit einer Weile keinen Kontakt mehr zu ihrem Sohn. Und drei Mal darfst du raten, warum." „Streitigkeiten wegen Geld?", fragt Alex. „Bingo!", bestätigt Tessa. „Er hat sich wohl immer mal wieder Geld von ihnen geliehen. Als er dann aber den Strom für seine Wohnung auf die Adresse seiner Eltern angemeldet hat, hat es ihnen wohl gereicht. Frau Schneider hat mir erzählt, dass sie seit diesem Vorfall keinen Kontakt mehr zueinander haben. Und sie hat mir noch etwas erzählt." Tessas Augen blitzen aufgeregt. „Bevor er Carmen Jansen kennengelernt hat, hat er mehrere Wochen bei ihr und ihrem Mann auf der Couch geschlafen, weil seine damalige Freundin sich von ihm getrennt hatte. Dabei ging es wohl auch um Geld. Herr Jansen hat sich 3.000 Euro von einem seiner damaligen Ergotherapie-Patienten geliehen, das Geld aber nie zurückgezahlt." „Das gibt's doch nicht!", sagt Alex fassungslos. „Scheinbar schon", meint Tessa. „Ich habe ihn noch einmal herbringen lassen. Mal sehen, was er dazu sagt."

Wenig später sitzen Alex und Tessa Joachim Jansen erneut gegenüber. Als sie ihn mit ihren Ermittlungsergebnissen konfrontieren, versucht er gar nicht erst, es abzustreiten. „Es stimmt", seufzt er, als Alex und Tessa mit ihren Ausführungen fertig sind, „den reichen Vater in Kanada habe ich erfunden. Es war so einfach. Jeder, wirklich jeder hat mir das abgenommen, ohne zu zögern. Mein Patient damals, die Kollegen bei der Arbeit, die Erbengemeinschaft, die Maklerin – sogar Carmen. Irgendwann habe ich die Geschichte fast schon selbst geglaubt." Er lacht bitter. „Leider ist es mir nicht vergönnt, einen reichen Vater zu haben, der für meine Ausgaben aufkommt. Und deswegen konnte ich die Verträge nicht erfüllen. Meinem ehemaligen Patienten Leopold Reinhards konnte ich das Geld genauso wenig zurückzahlen, wie ich das Haus erwerben konnte."

„Dass Sie damit einen Betrug begangen haben, ist Ihnen hoffentlich klar, oder?", fragt Tessa. Herr Jansen nickt und vergräbt dann das Gesicht in den Händen. „Wir haben Sie nicht nur deswegen heute herbringen lassen", sagt Alex jetzt. „Wir haben auch noch zwei Fragen in Zusammenhang mit der Hausdurchsuchung, die wir bei Ihnen durchgeführt haben." Herr Jansen schaut die Ermittler erwartungsvoll an. „So, wie es momentan aussieht, konnte weder im Haus noch im Garten die Tatwaffe sichergestellt werden", erklärt Tessa. „Sie haben uns ein langes Metallrohr beschrieben. Davon haben die Kollegen im Keller auch einige gefunden, allerdings scheint keines davon die von Ihnen benutzte Tatwaffe gewesen zu sein. Was haben Sie damit gemacht?" „Ich habe es entsorgt", antwortet er prompt, „in irgendeinem Mülleimer. Ich weiß selbst nicht mehr, wo genau und wann das war." Tessa nickt. Sie hat keinen Grund, ihm nicht zu glauben. Er hat die Tat gestanden und seine Beschreibung stimmt mit dem, was die Rechtsmedizin am Wochenende festgestellt hat, überein. Sie brauchen das Rohr gar nicht, um ihn zu überführen.

„Gut, dann kommen wir zur nächsten Frage", sagt Alex. „Die Kollegen haben Ihren Browserverlauf ausgewertet: Demnach haben Sie am 8. Juni verstärkt nach Möglichkeiten gesucht, einen Gebrauchtwagen zu kaufen, und auch Kontakt zu einem Verkäufer aufgenommen. Ihre Frau hat uns zudem erzählt, dass Sie tatsächlich einen Wagen erworben, diesen Anfang August aber schon wieder verkauft haben. Was wollten Sie mit dem Auto? Wollten Sie damit die Leiche von Wolfgang Kröger aus dem Weg schaffen? Warum haben Sie sie dann aber im Garten vergraben?" „Ursprünglich wollte ich den Wagen haben, um Wolfgang damit wegzuschaffen, das stimmt", gesteht Jansen. „Ich habe es mir dann aber anders überlegt, als ich im Garten die ausgehobene Sickergrube entdeckt habe. Das schien mir in diesem Moment die einfachere Option. Deswegen habe ich den Gebrauchtwagen recht schnell wieder verkauft." Müde schaut er von einem zum anderen. „War's das dann jetzt?" „Für den Moment war es das", antwortet Tessa kalt. „Aber auch nur für den Moment. Wer weiß, was hier noch alles ans Licht kommt."

Als Alex nach der Mittagspause zurück aufs Revier kommt, ist Tessa schon wieder in einen Stapel Papiere vertieft. „Machst du denn nie Pause?", fragt Alex lachend und stellt einen Becher Kaffee vor ihr ab. „Danke", sagt Tessa und nimmt einen Schluck. „Wenn ich Papierkram erledigen muss, nicht, das bringe ich lieber schnell hinter mich." „Kann ich verstehen", sagt Alex und betrachtet gequält seinen eigenen, nicht minder hohen Stapel Papiere.

„Ach, bevor ich es vergesse", sagt Tessa und dreht sich auf ihrem Stuhl noch einmal zu Alex um: „Das Urteil im Fall Kröger wurde heute gefällt. Jansen hat 14 Jahre bekommen, wegen Totschlags, Betrugs in zwei Fällen, Computerbetrugs in 15 Fällen und Unterschlagung." „Alle Achtung!", meint Alex. „Ich hätte am Anfang ja nie gedacht, dass da noch so viel dahintersteckt." „Ja, Herr Jansen hat wirklich alles getan, um an Geld zu kommen – ohne Rücksicht auf Verluste", sagt Tessa nachdenklich. „Im Verfahren kam sogar raus, dass er gar kein geprüfter Ergotherapeut ist. Er hat die Ausbildung zwar absolviert, die mündliche Prüfung aber nicht bestanden. Er hat wirklich sein ganzes Leben lang nur gelogen."

„Eigentlich kann er einem fast leidtun", meint Alex. Tessa schaut ihn mit hochgezogenen Augenbrauen an. „Ach ja?" „Ja!", bekräftigt Alex. „Es muss doch schrecklich sein, so unzufrieden mit sich selbst und der eigenen Lebenssituation zu sein. Und das über Jahre hinweg." „Das stimmt natürlich," Tessa überlegt für einen Moment. „Frau Jansen hat übrigens die Scheidung eingereicht. Und sie wurde von allen Anklagepunkten freigesprochen. Vor Gericht hat sie zwar selbst nichts mehr gesagt, es gab aber wohl noch einige Zeugenaussagen, die sie entlastet haben. Scheint ganz so, als hätte sie wirklich nichts von den Machenschaften ihres Mannes gewusst." „Das will mir einfach nicht in den Kopf", sagt Alex kopfschüttelnd, „die ganze Situation ist doch so lebensfremd." „Ich kann mir das auch nicht erklären", sagt Tessa nachdenklich, „allerdings waren die beiden ja noch nicht lange verheiratet. Vielleicht hat sie sämtliche Warnsignale auch einfach ausgeblendet. Wie heißt es so schön? Liebe macht blind…"

„Ich bin auf jeden Fall froh, dass der Fall gelöst ist", sagt Alex. „Da bist du nicht der Einzige", meint Tessa. „Ich habe vorhin schon Frau Meiners angerufen. Der Tod von Wolfgang Kröger hatte sie ziemlich mitgenommen. Aber sie sagte, es sei tröstend zu wissen, dass Herr Jansen seine gerechte Strafe bekommen habe. Sie war ja von Anfang an ihm gegenüber misstrauisch gewesen." „Ja, das stimmt. Wir hatten aber am Anfang keinen Grund, ihm nicht zu glauben", meint Alex nachdenklich. „Im Endeffekt haben wir den Fall ja gelöst", sagt Tessa. „Die Tat verhindern können hätten wir ohnehin nicht, dafür war es zum

Zeitpunkt der Anzeige bereits zu spät." „Da hast du wohl recht", seufzt Alex. Sein Blick fällt wieder auf den Stapel mit Papierkram. „Bevor ich mich da dransetze, brauche ich erst noch einen Kaffee. Willst du auch noch einen?" „Danke, ich habe noch. Etwas Süßes könntest du mir aber mitbringen." Alex lacht. „Was denn?", fragt Tessa. „Ich hatte keine Pause! Und du weißt, dass ich vom Akten wälzen immer Hunger kriege." „Schon gut, schon gut!" Alex hebt beschwichtigend die Hände. „Ich bring dir was mit." „Geht doch", sagt Tessa und wendet sich wieder ihren Papieren zu, während Alex sich schmunzelnd auf den Weg zum Snackautomaten macht.

ERMITTLUNGSARBEIT

Straftatbestand: Raubüberfälle

RÄTSEL 1

In ganz Deutschland gab es im Jahr 2019 zahllose Opfer, die bei von der Polizei erfassten Raubüberfällen in Wohnungen zum Tatzeitpunkt zu Hause waren. Wie viele waren es genau?
(Wenn du einen Hinweis brauchst, schau mal unten auf dieser Seite.)

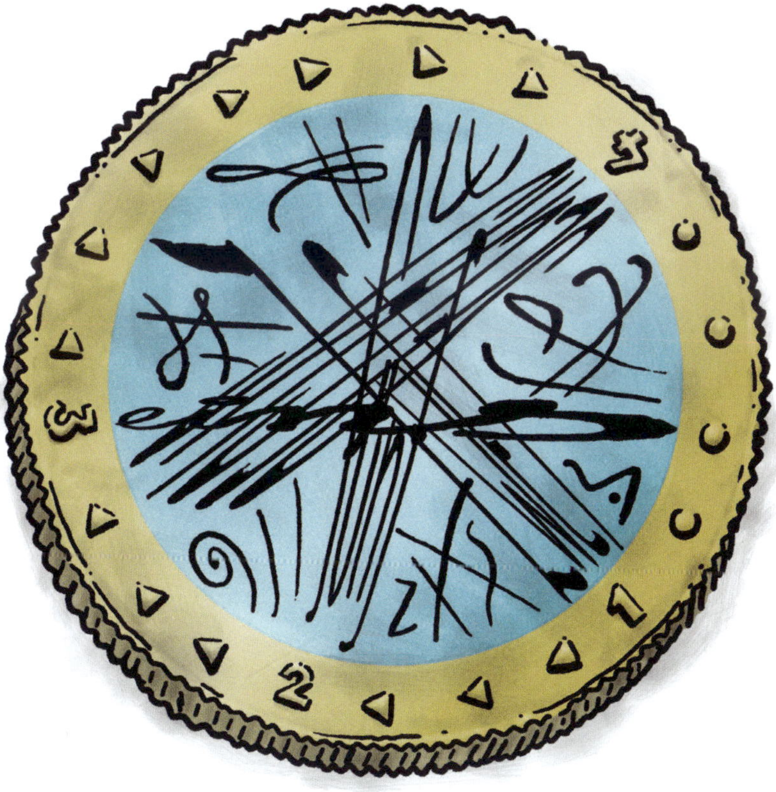

Hinweis 1: Die Zahlen 1-4, die auf dem äußeren Ring der Münze stehen, haben nichts mit der Lösung zu tun.

Hinweis 2: Die Zahlen 3 und 4 tauchen in der gesuchten Zahl NICHT auf.

WIE VIELE OPFER WAREN BEI RAUB-ÜBERFÄLLEN ZUM TATZEITPUNKT ZU HAUSE IN DEUTSCHLAND?

LÖSUNG

Erkannt? Es waren 2.516 Menschen.
Falls nicht: Die Zahlen stehen perspektivisch verzerrt im inneren Ring der Münze auf S. 85 geschrieben. Man kann sie lesen, wenn man von der Seite flach auf die Buchseite schaut. Die Zahlen 1–4 auf dem äußeren Ring zeigen die Reihenfolge an, in der die Zahlen im Inneren zu lesen sind.

NICE TO KNOW!

DIE MEISTEN RAUBÜBERFÄLLE IN WOHNUNGEN IN DEUTSCHLAND

Die vier am stärksten betroffenen Städte im Jahr 2019, wiedergegeben in Fällen je 100.000 Einwohner, waren:

1. Bremerhaven: **11**

2. Hildesheim: **10**

3. Potsdam und Schwerin: je **9** Fälle

Übrigens: Nur in Schwerin wurden alle Fälle aufgeklärt!

ERMITTLUNGSARBEIT

Straftatbestand: Geiselnahmen

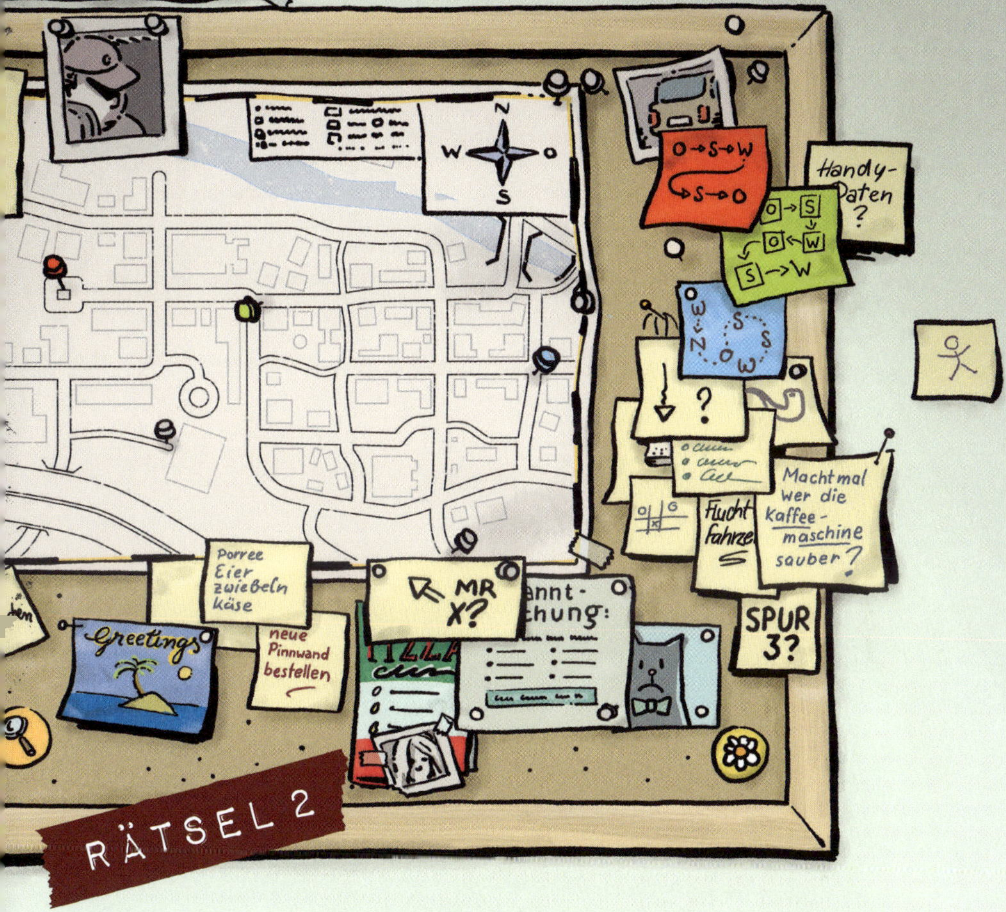

Du warst als Polizist bei einem Einsatz mit Geiselnahme dabei. Jetzt wird der Fall vor Gericht verhandelt. Du sagst als Zeuge aus. Im Laufe des Prozesses hat sich herausgestellt, dass der Angeklagte schuldig ist. Zurück auf der Wache denkst du darüber nach, welche Strafe der Angeklagte wohl bekommen wird, und versuchst, dich an deine Ausbildung zu erinnern: In welchem Paragrafen des Strafgesetzbuchs (StGB) steht etwas über Geiselnahmen?
Wir suchen eine dreistellige Zahl. Reihenfolge: Rot, Grün, Blau.

IN WELCHEM PARAGRAFEN DES STGB STEHT ETWAS ÜBER GEISELNAHMEN?

LÖSUNG

Hast du dich richtig durchgefragt? Im Strafgesetzbuch (StGB) findet sich das Strafmaß für eine Geiselnahme im Paragrafen 239. Falls nicht: Wenn du vom roten Pin auf der Pinnwand erst wie auf dem roten Post-it angegeben einen Zug nach Osten machst, dann nach Süden, dann nach Westen, dann nach Süden und zuletzt wieder nach Osten, ergibt das die Kontur einer (digitalen) Zwei. Und so weiter …

Wie wird eine Geiselnahme definiert und geahndet?

§ 239b StGB

Wer einen Menschen entführt oder sich eines Menschen bemächtigt, um ihn oder einen Dritten durch die Drohung mit dem Tod oder einer schweren Körperverletzung des Opfers oder mit dessen Freiheitsentziehung von über einer Woche Dauer zu einer Handlung, Duldung oder Unterlassung zu nötigen, oder wer die von ihm durch eine solche Handlung geschaffene Lage eines Menschen zu einer solchen Nötigung ausnutzt, wird mit Freiheitsstrafe nicht unter fünf Jahren bestraft.

Geiselnahmen: Notiz von Joost

„Im Podcast hat uns mal eine Psychologin von der Polizei RLP erzählt, wie eine junge Polizeistudentin mit ihrem Ausbilder in eine Geiselnahme an einer Tankstelle geriet. Der Polizeiausbilder hatte noch versucht, die Situation zu „retten“, und war daher sehr nah am Täter – zu nah.

Was macht man als Studentin ohne andere Hilfe in so einer brenzligen Situation? Nachdem weitere Menschen auf die Tankstelle fuhren, hat die Studentin angefangen, die Autos umzuleiten.

Diese Geiselnahme hat die Studentin lange beschäftigt, bis ihr eines Tages klar wurde, dass sie in dieser Situation eigentlich gar nicht hilflos war, sondern gut reagiert hat: Sie hat dafür gesorgt, dass keine weiteren Menschen in diese Gefahrensituation geraten.

Diese echte Geiselnahme ist ohne Schusswaffengebrauch und ohne Verletzte gut ausgegangen.“

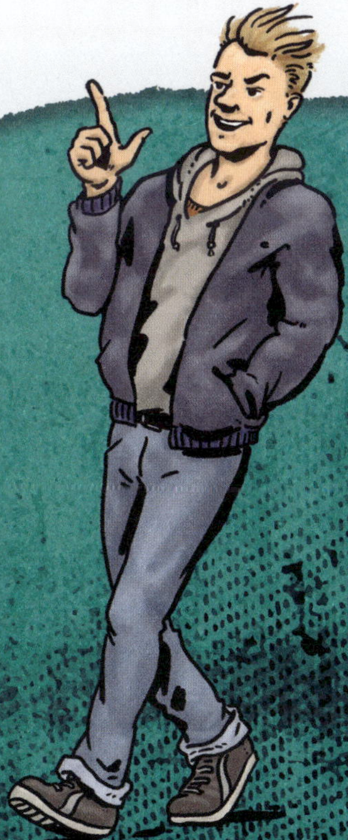

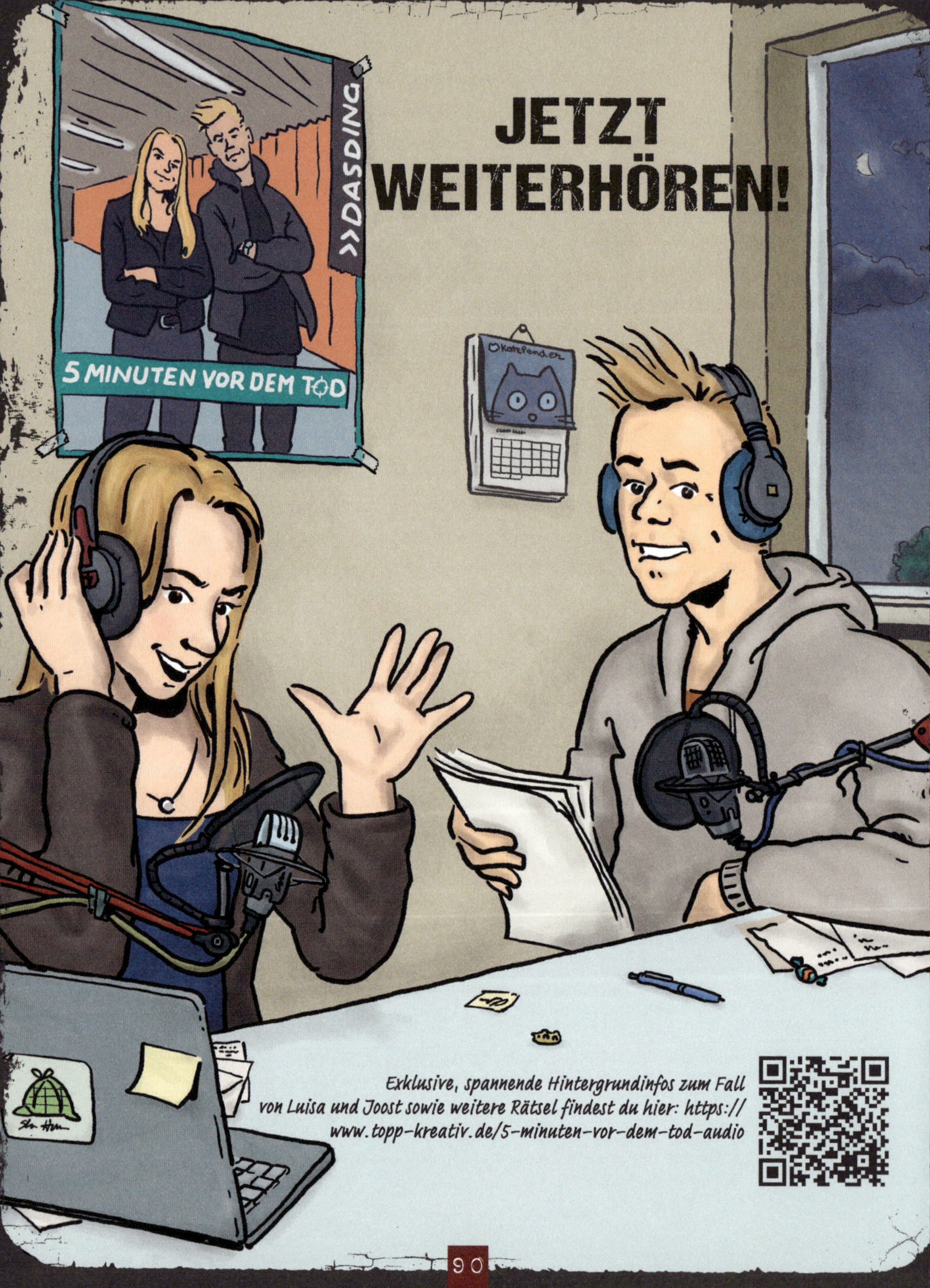
JETZT
WEITERHÖREN!
>> DASDING
5 MINUTEN VOR DEM TOD
Exklusive, spannende Hintergrundinfos zum Fall
von Luisa und Joost sowie weitere Rätsel findest du hier: https://
www.topp-kreativ.de/5-minuten-vor-dem-tod-audio

ERMITTLUNGSARBEIT

Straftatbestand: Tötungsdelikte

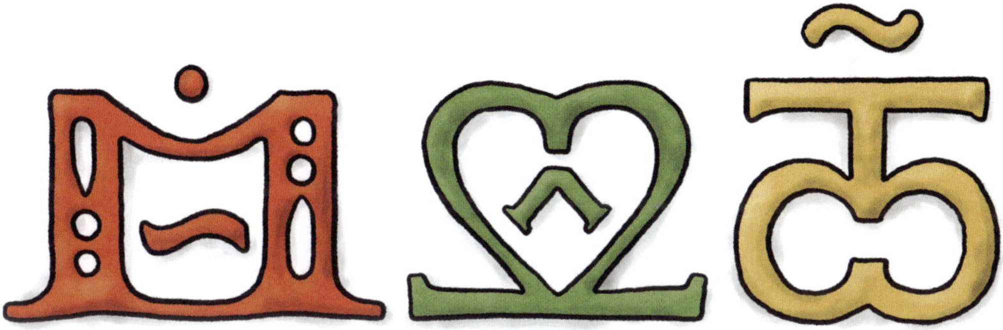

RÄTSEL 3

Wie viele Frauen wurden im Jahr 2019 in Deutschland ermordet? Diese traurige Zahl versteckt sich hinter den Symbolen.

WIE VIELE FRAUEN WURDEN IM JAHR 2019 ERMORDET?

LÖSUNG

Hast du die Lösung gefunden? Die Symbole auf S. 91 stellen die Zahlen 1, 2 und 5 dar, es waren also 125 Frauen, die in 2019 in Deutschland ermordet wurden.
Das bedeutet: Fast an jedem dritten Tag wurde in Deutschland eine Frau getötet.

NICE TO KNOW!

WER STIRBT IN DEUTSCHLAND DURCH MORD UND TOTSCHLAG?

Ähnlich viele Männer wie Frauen wurden 2019 ermordet, nämlich 120. Sie alle fielen einem sogenannten vollendeten Mord zum Opfer.

Ein wenig anders sieht es bei vollendeten Totschlägen aus: Hier waren es 2019 171 Männer und 129 Frauen.

Die folgende Tabelle zeigt, dass es statistisch gesehen im Jahr 2019 am gefährlichsten war, wenn man zwischen 30 und 40 Jahre alt war. Hier sind alle Opfer von Tötungsdelikten zusammengefasst, also sowohl von Mord als auch von Totschlag.

21 < 25 Jahre alt = **32** Opfer
25 < 30 Jahre alt = **49** Opfer
30 < 40 Jahre alt = **97** Opfer
40 < 50 Jahre alt = **68** Opfer
50 < 60 Jahre alt = **81** Opfer
60 < 70 Jahre alt = **52** Opfer
70 < 80 Jahre alt = **47** Opfer
80 Jahre alt und älter = **61** Opfer

Femizide: Notiz von Luisa

Wenn Männer Frauen töten, weil sie Frauen sind, spricht man von Femiziden. Bei Partnerschaftstötungen sind 8 von 10 Opfern Frauen.

„Ungefähr alle drei Tage wird in Deutschland eine Frau durch ihren Partner oder Expartner getötet. 2019 waren es 117 Frauen, die auf diese Art gestorben sind.

Das Problem ‚Gewalt gegen Frauen' ist nicht neu und hat sich im Corona-Jahr 2020 noch verschärft. Hilfsorganisationen wie der Weiße Ring konnten klar feststellen, dass es mehr Hilfegesuche gab als sonst.

Im Podcast haben wir über das Thema mit Maria gesprochen. Maria hat selbst erfahren müssen, wie es ist, mit einem gewalttätigen Partner zusammen sein. Beschimpfungen, Beleidigungen und körperliche Gewalt gehörten zu ihrem Alltag. Aber Maria hat den Absprung geschafft. Heute will sie über das Thema aufklären und vor allem anderen betroffenen Frauen Mut machen. Sie will zeigen: Es gibt auch ein Leben ohne Gewalt."

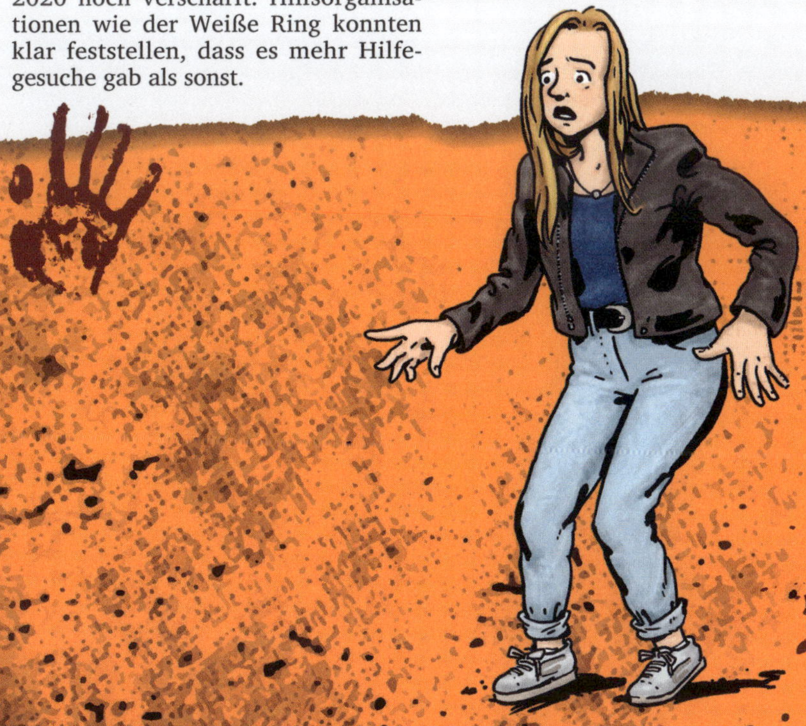

HILFESTELLEN BEI GEWALT GEGEN FRAUEN:

- Polizei
- Hilfetelefon Gewalt gegen Frauen: 0800 011 60 16
- Opfertelefon des Weißen Ringes: 11 60 06
- Frauenhäuser vor Ort
- Chat: gewaltlos.de

GEDENKTAG GEGEN GEWALT AN FRAUEN

Der 25. November ist der Internationale Tag zur Beseitigung von Gewalt gegen Frauen. Der Tag wird seit 1981 als Gedenktag auf der ganzen Welt begangen und wurde schließlich 1999 von den Vereinten Nationen offiziell ins Leben gerufen. Er geht auf den Fall von drei Schwestern zurück, die im Jahre 1960 in der Dominikanischen Republik vom Militär zunächst verschleppt, vergewaltigt und gefoltert wurden. Am 25. November wurden sie ermordet.

Im Rahmen der UN-Kampagne „Orange the World" erstrahlen ab diesem Datum und bis zum 10. Dezember, dem internationalen Tag der Menschenrechte, Gebäude auf der ganzen Welt in Orange. Die Farbe steht dabei für eine Zukunft ohne Gewalt gegen Frauen.

ERMITTLUNGSARBEIT

Straftatbestand: Handtaschenraub

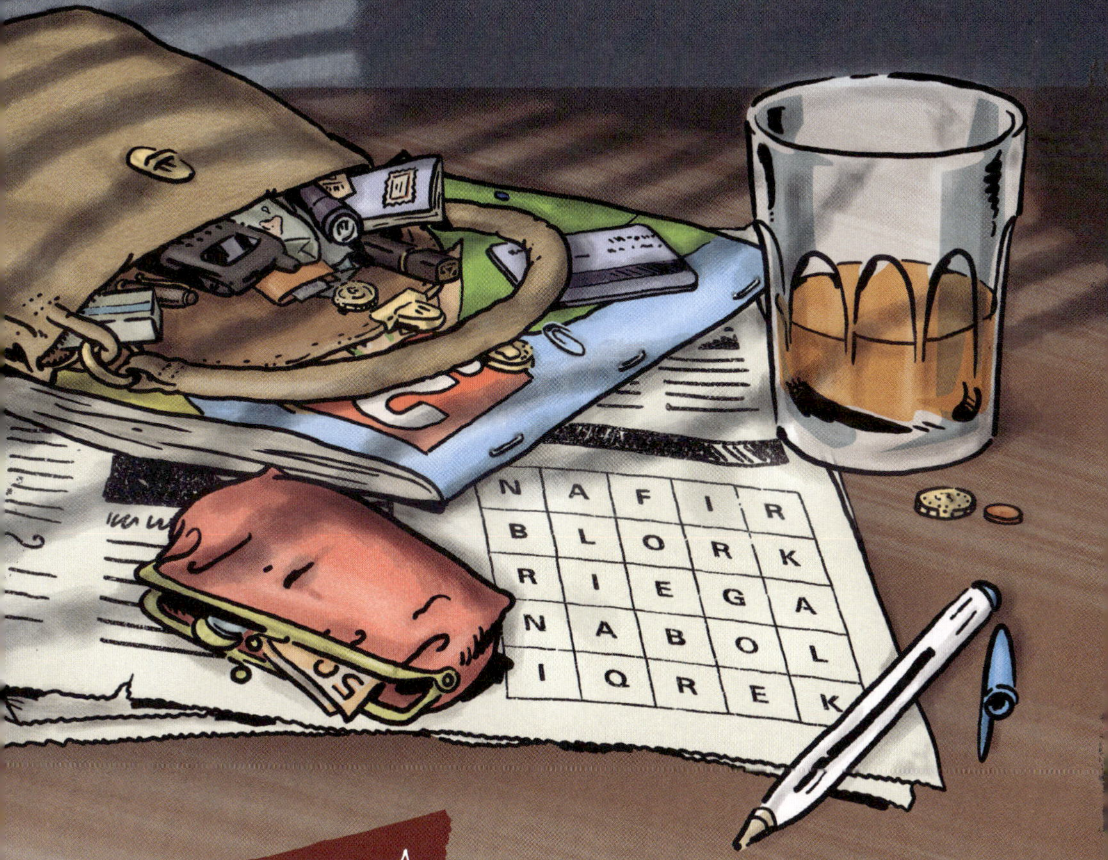

RÄTSEL 4

Wir suchen eine Großstadt. Als eine der größten in Deutschland ist sie ein Hotspot für Touristen und bietet damit ideale Bedingungen für Handtaschendiebstähle.

WELCHE GROSSSTADT IN DEUTSCHLAND IST EIN HOTSPOT FÜR HANDTASCHENRAUB?

LÖSUNG

Rausgelesen? Gesucht wurde KOELN.
Falls nicht: Lies die Buchstaben diagonal, von unten rechts nach oben links.

In Köln gab es im Jahr 2019 insgesamt 101 Fälle von Handtaschenraub. Nur 22,8% aller erfassten Fälle wurden aufgeklärt. Bei einem dieser Fälle war sogar eine Schusswaffe involviert, die auch benutzt wurde.

0 Fälle von Handtaschendiebstahl wurden der Polizei 2019 hingegen in diesen Städten gemeldet:

Augsburg
Erlangen
Gütersloh
Herne
Ingolstadt
Münster
Siegen

DER BANDENKRIEG IN HAMBURG

SAMSTAG, 25-08-2018

RTL TELETEXT

22:17 Uhr

Sunshinegirl: „Schatz, es gibt noch nichts Neues. Ich melde mich um 23 Uhr, bleib wach. Ich liebe dich!"

23:00 Uhr

Sunshinegirl: „Hey, mein Leben, kann dir leider immer noch nichts sagen. Tut mir leid. Versuch zu schlafen, ok? Ich liebe dich über alles. Bis morgen. Kuss."

SONNTAG, 26-08-2018

RTL TELETEXT

20:01 Uhr

Sunshinegirl: „Hey, mein Leben! Bin seit anderthalb Stunden wieder unterwegs. Mit meiner Freundin treffe ich mich etwas später. Bis dahin gucke ich schon mal nach ein paar schönen Sachen."

22:15 Uhr

Sunshinegirl: „Schatz! Ich muss mich beeilen. Muss meine Freundin abholen. War eben noch kurz zu Hause, musste was klären. Weiß jetzt so genau, was du meinst. Aber ich weiß, was ich tue. Ich hoffe, das weißt du auch. Danke für dein Vertrauen! Ich liebe dich, Schatz! Ich melde mich um 23 Uhr von unterwegs nochmal."

23:01 Uhr

Sunshinegirl: „Schatz! Ich habe das schönste Kleid überhaupt gefunden, zu schön! Bleib wach, ich versuche mich um 0 Uhr zu melden. Ich liebe dich!"

SONNTAG, 26-08-2018,

23:42 UHR

Diego wirft einen Blick auf die Rolex an seinem Handgelenk. Schon kurz vor Mitternacht! Er hätte sich von Ivan und Pablo nicht überreden lassen dürfen, noch für eine Runde zu bleiben. Morgen würde es früh losgehen. Dafür will er einigermaßen ausgeschlafen sein. Aber da steuert Vassilis, der Besitzer des Poseidon, auch schon mit einem Tablett ihren Tisch an, auf dem vier Ouzo stehen. Diego zieht seinen Geldbeutel aus seiner Hosentasche, doch Vassilis schüttelt den Kopf. „Geht aufs Haus, Chef", sagt er und stellt das Tablett auf dem runden Tisch ab. „Aber nur, wenn du die Runde noch mit mir trinkst." „Überredet", lacht Diego und nimmt sich eines der kleinen Gläser. „Jámas", sagt er und hält sein Glas in die Luft. „Jámas", stimmen die anderen mit ein und prosten sich zu. Er trinkt den Ouzo in einem Zug aus, stellt das Glas auf den Tisch und verabschiedet sich. Ivan und Pablo folgen ihm nach draußen.

Auf der Straße hinter dem Restaurant steht Diegos hellblauer Bentley. „Irgendwann bringe ich dich schon noch dazu, ihn mir zu verkaufen", sagt Pablo, als er den auffälligen Wagen betrachtet. „Träum weiter", lacht Diego, „du könntest mit so einem Prachtstück doch gar nicht richtig umgehen." „Du wirst schon sehen, Chef", sagt Pablo schmunzelnd, „irgendwann mache ich dir ein Angebot, das du nicht ablehnen kannst." Diego schüttelt den Kopf und holt die Autoschlüssel aus seiner Hosentasche. „Ich nehme an, für morgen ist alles klar?", sagt er an Ivan gewandt. „Ja", antwortet der und nickt, „es sollte alles nach Plan laufen." „Gute Arbeit", sagt Diego, „dann sehen wir uns morgen früh." „Bis morgen, Chef", sagt Pablo und überquert die Straße, um zu seinem eigenen Wagen zu gelangen. „Bis morgen", sagt auch Ivan und steigt auf seine Harley, die er hinter Diegos Bentley abgestellt hat.

Diego umrundet seinen Wagen, um einzusteigen. Am Kofferraum bleibt er für einen Moment stehen, schüttelt dann aber nur leicht den Kopf und geht weiter zur Fahrertür. Er steigt in den von den hohen Temperaturen des Sommertags aufgeheizten Wagen, steckt den Schlüssel ins Zündschloss und startet den Motor. Dann lässt er das Fenster der Fahrerseite herunter. Als er den ersten Gang einlegt und losfährt, löst sich ein silberner Wagen aus dem Schatten einer Parklücke und folgt ihm.

Um diese Uhrzeit ist St. Pauli noch gut besucht. Aus den Bars ertönt laute Musik, auf den Terrassen der Restaurants sitzen die Menschen dicht an dicht. Diego schaltet das Radio ein. Durch das offene Fenster weht ein schwacher Luftzug. Am Ende der Straße setzt er den Blinker und biegt links ab. Er folgt der Straße für eine Weile, biegt rechts ab und fährt dann weiter geradeaus auf eine dreispurige Kreuzung zu. Die Ampel ist rot. Langsam rollt Diego auf die mittlere Fahrspur und bringt den Wagen vor der Ampel zum Stehen. Im Gegensatz zu dem belebten Viertel, in dem sich das Poseidon befindet, ist die Kreuzung hier beinahe menschenleer. Der blaue Bentley scheint der einzige Wagen weit und breit zu sein.

Diego wirft einen prüfenden Blick in den Rückspiegel. Hinter ihm kommt ein silbernes Auto zum Stehen. Er konzentriert sich wieder auf die Ampel. Auf einmal nimmt er eine Bewegung aus dem Augenwinkel wahr. Der silberne Wagen, der eben noch hinter ihm gestanden hatte, steht jetzt neben ihm. Diego schaut nach links – und direkt in den Lauf einer Waffe. Panik steigt in ihm auf, er denkt an seine schusssichere Weste im Kofferraum, an seine eigenen Waffen, die sicher verwahrt in seinem Waffenschrank stehen – aber es ist zu spät. Er kann gerade noch seinen Arm schützend vor das Gesicht halten, da gibt sein Angreifer den ersten Schuss ab. Ein stechender Schmerz durchzuckt seine linke Seite. Trotzdem versucht er die Tür zu öffnen. In dem Moment trifft ihn der zweite Schuss. Immer wieder drückt der Angreifer ab, dann fährt der silberne Wagen mit quietschenden Reifen los und verschwindet im Dunkel der Nacht. Diego bleibt zurück, auf dem Fahrersitz seines Bentley zusammengesackt.

MONTAG, 27-08-2018, 00:08 UHR

Dimitri und Michael haben ihren Streifenwagen in der Nähe des Hauptbahnhofs abgestellt. Die Nachtschicht verlief bisher ohne besondere Vorkommnisse, es verspricht eine ruhige Nacht zu werden: Ein paar pöbelnde Betrunkene im Bahnhof, zwei Obdachlose, die sich um einen Schlafplatz gestritten haben, das war's. Das Übliche also. Obwohl sie die vorderen Fenster des Streifenwagens geöffnet haben, ist es im Wagen drückend heiß. „Lass uns die Innenstadt anfahren", schlägt Dimitri in diesem Moment vor. „Dann kühlt es hier drin wenigstens ein bisschen ab." Michael nickt zustimmend und lässt den Motor an. „An alle Einheiten", tönt es da aus dem Funkgerät des Wagens, „in St. Pauli wurde auf einen Mann geschossen. Ich wiederhole: In St. Pauli wurde auf einen Mann geschossen." Dimitri und Michael werfen sich vielsagende Blicke zu. St. Pauli ist nicht allzu weit weg vom Hauptbahnhof. Dimitri wartet noch ab, bis der genaue Standort durchgegeben wird, dann schaltet er das Blaulicht ein und gibt Gas.

Als sie an der Kreuzung ankommen, sind der Notarzt und ein Krankenwagen schon da. Die Sanitäter stehen um ein hellblaues Auto herum und versuchen augenscheinlich, den Insassen des Wagens auf eine Trage zu heben. In einiger Entfernung hat sich eine Menschentraube gebildet. „Wir müssen die Kreuzung absperren", sagt Michael, als er die Situation erfasst hat. Dann steigt er schimpfend aus dem Einsatzwagen. „Diese scheiß Gaffer. Hoffentlich kommen die Kollegen gleich!" „Ich frage derweil die Sanitäter, ob sie etwas Genaueres wissen", sagt Dimitri. „Und vielleicht haben die Leute da hinten ja auch was gesehen. Irgendjemand muss schließlich den Notruf gewählt haben." Michael nickt zustimmend und öffnet dann den Kofferraum auf der Suche nach dem Absperrband.

Als Dimitri auf den hellblauen Wagen zugeht, ist ein Sanitäter gerade auf dem Weg zurück zum Krankenwagen. „Hallo", sagt Dimitri und bedeutet dem Mann, stehenzubleiben. „Wisst ihr, was hier genau passiert ist?" „Auf den Mann wurde aus nächster Nähe geschossen", antwortet der Sanitäter, „er hat mehrere Schusswunden. Es ist pures Glück, dass er noch lebt." „Wird er durchkommen?", fragt Dimitri. Der Sanitäter legt die Stirn in Falten. „Schwer zu sagen", sagt er und blickt in Richtung des Wagens, „er hat viel Blut verloren." Dimitri folgt dem Blick des Mannes. Durch die weiteren Sanitäter ist die Sicht auf das Opfer verdeckt, aber das Blut auf den hellen Sitzen des Wagens erkennt Dimitri trotzdem. „In welches Krankenhaus bringt ihr ihn?", will er dann wissen. „Ins Hafen-Krankenhaus, das ist das Nächste", antwortet der Sanitäter und wendet sich zum Gehen.

Dimitri ruft dem Mann einen Dank hinterher und macht sich auf den Weg zu der Menschentraube, die sich auf der anderen Seite der Kreuzung gebildet hat. Dicht an dicht stehen sie um eine Fußgängerampel herum. „Guten Abend", begrüßt er die Leute, „wer von Ihnen hat den Notruf gewählt?" „Das war ich!" Aus der Menge löst sich eine zierliche ältere Dame. Dimitri bedeutet ihr, ihm zu folgen. Etwas abseits der Menge bleibt er stehen und wendet sich der Frau zu: „Mein Name ist Dimitri Petrow. Sie sagen, Sie haben den Notruf gewählt? Darf ich fragen, wie Sie heißen? Brauchen Sie vielleicht selbst einen Arzt?" „Ich heiße Berger", sagt sie. „Edeltraud Berger." Dimitri mustert die Frau besorgt. „Soll ich den Notarzt holen? Sie stehen bestimmt unter Schock", sagt er und schaut sich suchend um. „Nein, nein", sagt Frau Berger bestimmt, „ich brauche keinen Arzt. Wobei ich zugeben muss, dass mich dieser… dieser… Anschlag doch sehr schockiert hat. Mein ganzes Leben wohne ich jetzt schon hier. Und nie hatte ich Angst, nachts alleine das Haus zu verlassen. Aber das… das… das ist einfach unfassbar!"

„Das glaube ich", antwortet Dimitri verständnisvoll. „Können Sie mir vielleicht sagen, was genau hier passiert ist? Haben Sie gesehen, wer auf den Mann geschossen hat?" „Ich bin die Straße hier entlanggelaufen", sagt Frau Berger und deutet auf den Bürgersteig. „Sie müssen wissen, ich bleibe meistens nicht so lange wach. Aber heute kam ein Film im Ersten, den wollte ich unbedingt sehen. Und als der vorbei war, hat sich Cleopatra gemeldet und wollte noch einmal raus.“ Dimitri schaut Frau Berger verständnislos an, dann folgt er ihrem Blick. Eng an Frau Berger geschmiegt und zitternd vor Angst kauert ein kleiner, grauer Zwergpudel am Boden. Den hatte Dimitri bis dahin gar nicht wahrgenommen. „Jedenfalls bin ich mit Cleopatra noch eine Runde um den Block gegangen“, fährt die alte Dame fort, „und als wir hier angekommen sind, habe ich das hellblaue Auto schon von Weitem an der Ampel stehen sehen. So einen auffälligen Wagen sieht man ja nicht alle Tage.“ „Das Auto stand also an der roten Ampel?“, hakt Dimitri nach. „Ja, genau“, antwortet Frau Berger, „es stand da und kurz darauf hat sich ein silberner Wagen dahinter gestellt. Wobei - gestellt stimmt eigentlich nicht. Angehalten hat das silberne Auto nämlich nicht, es ist vielmehr langsam hinter das hellblaue Auto gerollt, hat dann aber doch nach links eingeschlagen und daneben angehalten.“

Dimitri schaut Frau Berger erwartungsvoll an. „Dann habe ich Schüsse gehört“, fährt die alte Dame fort. „Dieses ohrenbetäubende Knallen werde ich wohl nie mehr vergessen.“ „Konnten Sie erkennen, wer geschossen hat?“, fragt Dimitri. Frau Berger schüttelt bedauernd den Kopf. „Tut mir leid“, sagt sie, „das habe ich nicht gesehen. Ich habe auf den Wagen ja gar nicht so sehr geachtet. Wenn man hier so langläuft, rechnet man doch nicht damit, dass so etwas passiert.“ Dimitri nickt verständnisvoll. „Was ist dann passiert?“, will er wissen. „Konnten Sie sehen, in welche Richtung der Wagen verschwunden ist?“ „Ja, das habe ich gesehen!“, sagt Frau Berger eifrig. „Das Auto ist sofort weitergefahren, hat hinter der Ampel“ - die alte Dame deutet auf die Ampel in der Mitte der Kreuzung - „gedreht und ist in die entgegengesetzte Richtung davongerast. Die Straße führt zum Hauptbahnhof, wenn mich nicht alles täuscht.“ „Der andere Wagen -“, beginnt Dimitri jetzt. „Sie sagten, er wäre silberfarben gewesen? Konnten Sie vielleicht sonst noch etwas erkennen? Die Automarke oder das Kennzeichen?“ „Also das Kennzeichen habe ich mir nicht gemerkt“, sagt die Frau bedauernd, „das ging alles so schnell. Ich habe die Schüsse gehört und im nächsten Moment raste die Person auch schon davon.“ „Aber die Marke?“, startet Dimitri einen neuen Versuch. „Konnten Sie die erkennen?“ „Die habe ich tatsächlich erkannt“, sagt Frau Berger mit unverhohlenem Stolz in der Stimme. „Mit Autos kenne ich mich normalerweise gar nicht aus. Das war immer das Fachgebiet meines Mannes. Aber dieses Auto habe ich tatsächlich erkannt! Meine Enkelin fährt nämlich genau das Gleiche.“ Dimitri schaut Frau Berger ungeduldig an. „Es war ein Mercedes“, lüftet sie endlich das Geheimnis, „ein silbernes Mercedes-Coupé!“

MONTAG, 27-08-2018, 08:04 UHR

Emilia ahnt bereits, was sie auf der Arbeit erwarten wird. Die Online-Nachrichten der großen Hamburger Zeitungen waren heute Morgen voll davon gewesen:

„Schüsse auf St. Pauli: Chef der Hells Angels schwer verletzt" – „Bandenkrieg mitten in Hamburg? Rockerboss angeschossen" – „Führendes Mitglied der Hells Angels niedergeschossen"

Als sie jetzt in einen der Besprechungsräume des LKAs tritt, ist sie daher wenig überrascht, als sie sieht, was Hanno Neumann, ihr Chef, auf das große Whiteboard geschrieben hat. „Sonderkommission Rocker" steht dort in großen, roten Lettern. Emilia nickt den anwesenden Kollegen im Raum kurz zu und setzt sich dann neben Vito. „Na, hast du unseren neuesten Fall auch heute Morgen der Zeitung entnommen?", fragt er anstatt einer Begrüßung. „Dass sich das einer traut! Diego Feit ist ein hohes Tier bei den Hells Angels." „Bestimmt wurde deswegen auch die SoKo gegründet", sagt Emilia und nickt in Richtung des Whiteboards. „Wenn die Rocker vor uns wissen, wer für den Anschlag auf ihren Boss verantwortlich ist, müssen wir vielleicht mit einem Vergeltungsschlag rechnen. Die Zeitungen reden schon jetzt von einem Bandenkrieg." „Ja, die Zeitungen scheinen St. Pauli aber auch mit der Bronx zu verwechseln", lacht Vito. „Dass verschiedene Rockergruppen miteinander rivalisieren, das gibt es ja immer mal wieder. Aber dass jemand auf offener Straße in seinem eigenen Wagen angeschossen wird? Und dann auch noch eines der obersten Mitglieder? Das erscheint mir doch sehr unwahrscheinlich." „Denkst du vielleicht, es war eine Beziehungstat?", spottet Emilia.

Vito will gerade zu einer Antwort ansetzen, da meldet sich Hanno mit einem Räuspern zu Wort. „Es scheinen alle da zu sein", sagt er und blickt noch einmal prüfend in die Runde. „Dann können wir anfangen. Ich nehme an, die meisten von euch haben bereits in den Nachrichten gelesen, was passiert ist. Für alle anderen: Auf Diego Feit wurde gestern am späten Abend fünf Mal geschossen. Der Name sollte euch ein Begriff sein. Er wurde ins Krankenhaus gebracht und noch in der Nacht notoperiert. Es scheint aber festzustehen, dass er wohl querschnittsgelähmt bleiben wird." Im Raum breitet sich betretene Stille aus. „Die gute Nachricht ist, dass er wohl außer Lebensgefahr ist", fährt Hanno fort. „Vielleicht haben wir Glück und er hat den Schützen erkannt. Vorerst müssen wir uns aber noch gedulden: Diego Feit liegt im künstlichen Koma. Es kann mehrere Wochen dauern, bis er ansprechbar und vernehmungsfähig sein wird."

Hanno mustert seine Kollegen kurz, dann wendet er sich wieder dem Whiteboard zu. „Ab sofort kümmert sich die Sonderkommission ‚Rocker' um den Anschlag. Diego Feit ist, wie ihr wisst, ein führendes Mitglied der Hells Angels. Stand jetzt wissen wir zu wenig über die Hintergründe der Tat. Es ist aber wahrscheinlich, dass der Anschlag damit in Verbindung steht." Emilia wirft Vito triumphierende Blicke zu. „Deswegen habe ich mich dafür entschieden, eine SoKo ins Leben zu rufen", fährt Hanno fort. „Vito?", sagt er dann und schaut Emilias Kollegen direkt an, „Du wirst die SoKo zusammenstellen und leiten. Alle weiteren Details besprechen wir gleich in meinem Büro." Hanno schaut Vito erwartungsvoll an. Der nickt langsam. Damit hatte er nicht gerechnet. Er hatte während seiner Zeit beim LKA bisher nur wenige SoKos geleitet. Dass sein Chef ihm gerade die Leitung dieser wichtigen Ermittlungen anvertraut, überrascht ihn. „Das wäre es soweit. Gibt es dazu noch Fragen?", will Hanno jetzt wissen und blickt die Beamten im Raum über den Rand seiner Brille hinweg fragend an. „Gut, dann könnt ihr gehen", sagt er, als keine Reaktion kommt. „Vito, wir sehen uns gleich in meinem Büro."

Als Hanno weg ist und die ersten Polizisten den Raum wieder verlassen, rempelt Emilia Vito leicht von der Seite an. „Du siehst ja nicht gerade aus, als würdest du dich über deine neue Aufgabe freuen", lacht Emilia. „Doch, schon", sagt Vito, „ich habe nur nicht damit gerechnet, wenn ich ehrlich bin." „Ach, du machst das schon", meint Emilia, „da mache ich mir bei dir keine Sorgen. Jetzt solltest du aber zu Hanno gehen – bevor er es sich anders überlegt." „Haha", sagt Vito, steht dann aber doch auf. „Na gut. Dann bis später." „Bis später", ruft Emilia ihm hinterher, aber da ist Vito schon aus der Tür und auf dem Weg zu seinem Chef.

Als er vor dem gläsernen Büro ankommt, steht die Tür sperrangelweit offen und Hanno winkt ihn herein. „Gut, dass du da bist", sagt Hanno. „Mach doch bitte die Tür zu und setz dich." Vito tritt ein, schließt die Glastür vorsichtig hinter sich und setzt sich dann auf den Stuhl vor Hannos Schreibtisch. „Vito", beginnt Hanno, „ich sage dir gleich, wie es ist: Wir brauchen Ergebnisse, und wir brauchen sie schnell. Die Presse sitzt uns im Nacken. Der Fall hat eine wahnsinnige mediale Aufmerksamkeit erfahren. Die werden nicht einfach vergessen, was passiert ist. Und die Bürger auch nicht. Deswegen ist es enorm wichtig, dass die SoKo ‚Rocker' erfolgreich ist." Hanno macht eine kurze Pause. „Du fragst dich bestimmt, warum ich dir die Leitung der SoKo anvertraut habe", sagt er unvermittelt. Vito schaut ihn überrascht an. „Naja", gibt Vito zu, „um ehrlich zu sein: ja. Ich hätte gedacht, dass du in diesem Fall einen der älteren Kollegen mir vorziehen würdest." Hanno nickt langsam. „In diesem Fall ist es besonders wichtig, dafür die richtige Person auszuwählen. Und es wird natürlich immer jemanden geben, der erfahrener ist", sagt er dann. „Aber die SoKos, die du bisher geleitet hast, waren alle erfolgreich. Ich habe also keinen Grund zu befürchten, dass diese in der Hinsicht aus der Reihe tanzen wird. Außerdem hast du gute Kontakte in die Abteilung für Öffentlichkeitsarbeit." Vito nickt zustimmend.

„Womit wir auch schon bei den harten Fakten wären", fährt Hanno fort. „Du bekommst natürlich einen Sachbearbeiter, Leute für die Ermittlungen, für die Spurensicherung, für die Auswertung von Hinweisen und eben für die Öffentlichkeitsarbeit. Das Übliche. Ich würde vorschlagen, wir fangen mit 30 Leuten an. Sollte das nicht reichen, können wir immer noch auf 50 hochgehen. Einverstanden?" Hanno schaut Vito erwartungsvoll an. „Einverstanden", antwortet dieser. „Sehr schön", sagt Hanno, „dann will ich dich nicht länger aufhalten. Deine Entscheidung, welche Kollegen du dabeihaben willst, brauche ich bis heute Nachmittag auf meinem Tisch. Geht das?" „Natürlich", antwortet Vito, „spätestens Morgen früh nimmt die SoKo ‚Rocker' die Ermittlungen auf."

SAMSTAG, 30-04-2016, 23:53 UHR

„Da bist du ja endlich", sagte Zlato aufgebracht auf Bulgarisch, als er ihn um die Ecke kommen sah. „Wir warten seit einer halben Stunde auf dich! Wo zum Teufel warst du?" Er hob beschwichtigend die Hände. „Jetzt bin ich ja da, oder?", antwortete er, ebenfalls auf Bulgarisch. „Wir haben dich nicht aus Bulgarien geholt, damit du dumme Sprüche klopfst", schaltete sich Dimo jetzt ein. Er warf achtlos seine Zigarette weg, dann löste er sich von der Wand, an die er sich bis eben gelehnt hatte, und kam bedrohlich näher. „Hey, ist doch alles gut jetzt", sagte der andere nervös und machte einen Schritt nach hinten. „Ich habe die Tastaturen abgeholt, die ihr haben wolltet. Von eurem Kontaktmann. Er war noch nicht ganz fertig, deswegen hat es länger gedauert." Dimo musterte ihn noch einen Moment abschätzig, dann trat auch er wieder einen Schritt zurück und zündete sich eine neue Zigarette an. „Nächstes Mal rufst du an", setzte Zlato nach. „Weißt du, wie auffällig es ist, wenn wir eine halbe Stunde vor einer Bank herumstehen?" Er nickte eingeschüchtert. „Und jetzt zeig uns die Tastaturen", verlangte Dimo.

Schnell setzte er seinen Rucksack ab und öffnete ihn. Dimo und Zlato beugten sich darüber und nahmen den Inhalt kritisch in Augenschein. Dann griff Dimo in den Rucksack und holte eine der Tastaturen heraus. Es war eine exakte Nachbildung der Eingabetastatur eines Geldautomaten. Er schaute kurz nach links und rechts, dann hielt er die Nachbildung in den schwachen Schein einer Straßenlaterne und betrachtete sie genauer. Nach einigen Minuten nickte er. „Sieht gut aus! Zlato, du kommst mit mir nach hinten zu den Geldautomaten." Sein Blick fiel auf den anderen, der seinen Rucksack eilig wieder verschlossen und aufgesetzt hatte. „Du wirst Schmiere stehen", sagte Dimo zu ihm. „Wenn jemand kommt, gibst du Bescheid, ist das klar?" „Ist klar", antwortete er schnell. „Dann ist ja gut." Dimo nickte zufrieden. „Wenn alles gut läuft, überträgt dieses Baby hier" – er hielt die Tastatur in die Luft – „sämtliche Pin-Codes, die eingetippt werden, an David, der uns damit unsere eigenen Bankkarten erstellt. Und dann müssen wir hoffentlich nie wieder zurück nach Bulgarien."

DIENSTAG, 28-08-2018, 09:42 UHR

Die Sonderkommission „Rocker" hat sich in einem der Besprechungsräume des LKAs eingefunden. „Fassen wir noch einmal zusammen", sagt Vito, der im vorderen Teil des Raumes vor einem großen Whiteboard steht. „Es gibt zwei Augenzeugen der Tat: eine ältere Dame und einen jungen Mann. Beide haben unabhängig voneinander angegeben, ein silbernes Mercedes-Coupé als Tatfahrzeug erkannt zu haben. Personen im Wagen konnten nicht erkannt werden, und auch an das Kennzeichen konnten sich beide nicht mehr erinnern." „Hat in der Zwischenzeit noch einmal jemand mit den Zeugen geredet?", will ein Kollege aus einer der letzten Reihen wissen. „Nein, das sollten wir als Erstes machen", sagt Vito. „Können du und Cem das übernehmen?" Der Kollege nickt und macht sich eine Notiz.

„Unabhängig davon müssen wir von mindestens zwei Tätern ausgehen", fährt Vito fort. „Der Fahrer des Wagens kann unmöglich auch die Schüsse abgegeben haben. Dafür erfolgte die Flucht danach zu schnell." Vito überlegt einen Moment. „Wir brauchen auf alle Fälle das Kennzeichen des Wagens", sagt er dann. „Mit der Farbe und Automarke allein kommen wir nicht weit. Helena?" Er schaut sich suchend im Raum um. Dann entdeckt er die Kollegin in der Mitte des Raumes. „Prüf du bitte, ob es auf der Straße oder den Straßen im Umkreis Überwachungskameras gibt, und besorge uns die Bilder. Vielleicht haben wir Glück und der Wagen wurde aufgezeichnet." „Alles klar, ich setze mich sofort dran", antwortet Helena.

„Danke", sagt Vito. „Dafür wäre es aber gut, wenn wir die Suche einschränken könnten. Emilia, ich will, dass du herausfindest, aus welcher Richtung Feit gekommen ist." Emilia will gerade zu einer Antwort ansetzen, da meldet sich ein anderer Kollege zu Wort. „Feit ist davor im Poseidon gewesen", sagt er. „Da hängt er ja ständig rum. Ich habe ihn da am Sonntag auch gesehen. Das muss so gegen halb zehn gewesen sein, schätze ich. Er saß auf der Außenterrasse mit zwei anderen Kerlen." „Und das sagst du erst jetzt?", fragt Vito fassungslos. Der Kollege schaut verlegen zu Boden. „Wie dem auch sei", erwidert Vito, noch immer verärgert, „er muss also aus diesem Lokal gekommen sein. Dann schau doch bitte gezielt nach Überwachungskameras auf dem Weg zwischen dem Poseidon und der Kreuzung." „Mach ich", sagt Helena und nickt. „Gut", meint Vito, „dann kannst du, Emilia, beim Wirt des Poseidon nachfragen, ob er das bestätigen kann und wann Feit sich etwa auf den Weg gemacht hat." „Alles klar", sagt Emilia. Vito nickt ihr dankbar zu. „Feits Bentley wird gerade noch auf Spuren untersucht", sagt er dann. „Aber dadurch, dass der Täter aus dem silbernen Wagen heraus geschossen hat, sollten wir uns keine Hoffnungen machen, an Feits Auto irgendwelche Hinweise auf den Täter zu finden."

Vito macht eine kurze Pause. „Bleibt zu guter Letzt das Thema Öffentlichkeitsarbeit", fährt er fort. „Gibt's bei euch schon etwas Neues, Mirko?" „Wenn wir hier fertig sind, setzen wir eine Pressemitteilung auf", antwortet der Kollege in der ersten Reihe. „Darin geben wir bekannt, dass die Sonderkommission ‚Rocker' ins Leben gerufen wurde und die weiteren Ermittlungen übernimmt." „Das hört sich doch gut an", meint Vito. „Wir sollten keine Zeit mehr verlieren. Ihr wisst, was ihr zu tun habt." Die Beamten im Raum nicken zustimmend und machen sich an die Arbeit.

Am späten Nachmittag klingelt Vitos Telefon. Er meldet sich und lauscht gespannt, was die Person am anderen Ende der Leitung zu sagen hat. Nach wenigen Sekunden legt er auf. „Gibt's was Neues?", fragt Emilia, die am gegenüberliegenden Schreibtisch sitzt. „Das kann man wohl sagen!", antwortet Vito triumphierend. „Das war Helena: In den Straßen zwischen der Kreuzung und dem Poseidon gibt es gleich mehrere Überwachungskameras. Sie will, dass wir uns das mal anschauen." Gemeinsam machen sich Emilia und Vito auf den Weg nach unten, zu Helenas Büro. Als die beiden dort ankommen, ist Helena ganz in die Bilder auf ihren Bildschirmen vertieft. „Das ging ja schnell", sagt sie, als sie Emilia und Vito im Türrahmen stehen sieht. Dann winkt sie sie näher zu sich heran. „Wir haben Glück", sagt sie und deutet auf den linken Bildschirm. „Ein silberner Mercedes ist gleich auf mehreren Überwachungskameras zu sehen." Angestrengt starren Emilia und Vito auf das grobkörnige Bild der Überwachungskamera. Und tatsächlich: Bei genauerem Hinschauen ist der Wagen deutlich zu erkennen.

„Wer auch immer sich in diesem Wagen befindet", sagt Helena jetzt, „sie haben gezielt auf Diego Feit gewartet. Schaut euch das hier mal an und achtet auf die Uhrzeit. Das ist die Straßenseite schräg gegenüber des Poseidon." Helena drückt auf die Enter-Taste. Auf dem rechten Bildschirm beginnt sich das Bild der Überwachungskamera zu bewegen. Die Anzeige unten rechts zeigt Datum und Uhrzeit an. Demnach muss die Aufnahme am 26. August um 22:54 Uhr entstanden sein. Auf einmal fährt der silberne Wagen ins Bild, bremst abrupt ab und verschwindet dann im Schatten einer Einfahrt. „Seht ihr das?", fragt

Helena. Sie deutet auf den im Dunkeln liegenden Teil der Aufnahme. „Die gegenüberliegende Straßenseite wurde von der Kamera leider nicht mitaufgezeichnet, aber ich gehe davon aus, dass sie Diego Feit oder seinen Wagen in dem Moment entdeckt haben. Jedenfalls scheinen sie vor dieser Einfahrt geparkt zu haben. Und allzu lange mussten sie nicht warten“, fährt Helena fort und drückt erneut ein paar Tasten auf ihrer Tastatur, um in doppelter Geschwindigkeit vorzuspulen. Mit einem weiteren Tastenbefehl läuft das Video wieder in normaler Geschwindigkeit. Der Zeitstempel zeigt jetzt 23:51 Uhr. Der silberne Mercedes fährt langsam aus seiner Parklücke heraus, dann biegt er auf die Straße ein und verschwindet aus dem Bild. „Hier hat sich der Wagen dann an den Bentley drangehängt“, sagt Helena.

„Die Uhrzeit passt“, meint Emilia: „Laut dem Wirt des Poseidon haben Feit und seine Leute das Restaurant kurz vor Mitternacht verlassen.“ Helena schließt die Aufnahmen der Überwachungskamera und öffnet stattdessen die Dateien einer weiteren Kamera. „Diese Kamera filmt einen Teil der Querstraße hinter dem Barviertel, in dem auch das Poseidon ist“, sagt Helena und deutet auf den Zeitstempel. „23:52 Uhr. Und jetzt schaut euch das an.“ Mit einem Klick auf die Enter-Taste erwacht das Bild zum Leben. Einige Sekunden lang passiert nichts, dann fährt ein hellblauer Wagen durchs Bild, dicht gefolgt von dem silbernen Mercedes. „Kannst du das langsamer abspielen?“, will Emilia wissen. Helena betätigt ein paar Tasten. Das Video wird zuerst zurückgespult und dann im Zeitlupentempo abgespielt. Langsam und Stück für Stück schiebt sich der Wagen von Diego Feit ins Bild. „Stopp!“, ruft Vito und schaut sich das Bild genauer an. „Kein Zweifel“, sagt er dann, „das ist Feits Bentley.“ Er nickt Helena zu. Das Video läuft weiter. Nur eine Wagenlänge hinter dem Bentley kommt nun auch schon der silberne Mercedes ins Bild. Helena stoppt das Video erneut. „Das ist der Mercedes von eben“, sagt sie. „Und der Beweis, dass der Wagen Feit vom Poseidon aus verfolgt hat!“

Helena schließt das Fenster und öffnet die Aufzeichnungen einer weiteren Kamera. „Das ist die Straße, die auf die Kreuzung zuführt“, erklärt Helena. „Der Zeitstempel zeigt immer noch 23:52 Uhr an. Hier sehen wir die beiden Fahrzeuge gleich noch einmal.“ Helena drückt wieder die Enter-Taste und das Video beginnt. Tatsächlich sieht man nach wenigen Sekunden erst den Bentley, dann den Mercedes durchs Bild fahren. „An der Kreuzung erschien ihnen die Gelegenheit wohl günstig, sie haben auf Feit geschossen und sind dann in die entgegengesetzte Richtung geflohen.“ Vito schaut Helena erwartungsvoll an. „Und jetzt sag mir bitte, dass die Kameras auch das Kennzeichen des Mercedes aufgezeichnet haben.“ „Nicht ganz…“, meint Helena. „Zumindest nicht am 26. August.“

„Nicht am 26.?“, hakt Emilia nach. „Wie meinst du das?“ Helena lächelt vielsagend. „Der Mercedes hat das Poseidon gezielt angefahren", erklärt Helena. „Die Täter haben gezielt nach Diego Feit gesucht. Dass sie ihn so schnell gefunden haben, kann Glück gewesen sein. Immerhin weiß jeder, der Feit kennt, dass das Poseidon sein Stammlokal ist. Ich habe aber trotzdem überprüft, ob sich der Mercedes nicht in den Tagen davor vielleicht schon mal auf die Suche nach ihm gemacht hat…" Vito fängt an zu grinsen. „Und ich hatte recht!", sagt Helena triumphierend und öffnet mit einem Doppelklick ein weiteres Video. „Am 25. August, also genau einen Tag vor dem Anschlag, wurde der silberne Mercedes gleich drei Mal von den Kameras in den Straßen rund um das Poseidon aufgenommen. Um 22:24 Uhr, um 22:26 Uhr und um 22:29 Uhr. In der Aufzeichnung von 22:26 Uhr ist ein Teil des Kennzeichens zu sehen, als der Wagen abbiegt." Sie startet das Video auf ihrem Bildschirm. Nach wenigen Sekunden sieht man, wie der Mercedes langsam ins Bild fährt und dann abbiegt. Helena stoppt das Video und vergrößert das Bild. „Seht ihr?" Sie deutet auf den stark vergrößerten Bildausschnitt. „Die letzten beiden Zahlen wurden von der Kamera zwar abgeschnitten, aber den Rest des Kennzeichens erkennt man einwandfrei." „Gute Arbeit, Helena!", sagt Vito zufrieden. „Reicht das, um das ganze Kennzeichen herauszufinden?" „Also, bitte", sagt Helena mit gespielter Empörung, „natürlich reicht das! Spätestens morgen wissen wir, wem der Wagen gehört."

MITTWOCH, 15-06-2016, 22:34 UHR

Das Flackern des Fernsehers tauchte das Wohnzimmer im Erdgeschoss des Hauses in blaues Licht. Die Luft war schal und abgestanden, der Qualm der letzten Zigarette waberte wie Nebel durch den Raum. Er lag auf der Couch und betrachtete nachdenklich die vielen Tattoos auf seinen Armen. Schon im Februar war er ausgestiegen. Am liebsten würde er die Zeit dort vergessen. Doch die Tattoos erinnerten ihn täglich daran. Neben ihm wachte seine Freundin auf. „Wie spät ist es?", fragte sie verschlafen. „Erst halb elf", antwortete er. „Du bist schon wieder eingeschlafen." „Was soll ich auch sonst machen, wenn du mal wieder Fußball schaust", sagte sie gähnend und warf dem Bild auf dem Fernseher abschätzige Blicke zu.

Dann richtete sie sich auf und begann den Couchtisch abzusuchen. „Was suchst du?", wollte er wissen. „Zigaretten, was sonst", antwortete sie. „Haben deine Eltern die Schachtel mit nach oben genommen?" Genervt richtete sich jetzt auch er auf und begann, zwischen den leeren Bierflaschen, den Fernbedienungen und dem Fernsehheft nach der Zigarettenschachtel zu suchen. „Weiß nicht", erwiderte er, als auch er nichts finden konnte. „Vielleicht mein Vater. Dann schau draußen, vielleicht liegt noch eine Schachtel auf dem Tisch im Garten." Sie warf noch einmal einen Blick auf den Couchtisch, dann stand sie seufzend auf. „Morgen müssen wir auf jeden Fall neue kaufen", sagte sie über die Schulter hinweg auf dem Weg zur Terrassentür. Er hatte seine Aufmerksamkeit schon wieder dem Spiel zugewandt, das noch lief.

Sie öffnete die Terrassentür und wollte gerade einen Fuß nach draußen setzen, als sich ihr ein maskierter Mann in den Weg stellte. Von einem Moment auf den anderen war sie wie erstarrt. Erst, als der Mann sie unsanft zurück ins Wohnzimmer stieß und lautlos die Tür hinter sich zuzog, war sie fähig, zu schreien. Jetzt entdeckte auch er den Eindringling. Er sprang vom Sofa auf und machte einen Schritt auf den maskierten Mann zu. „Bleib, wo du bist", sagte dieser drohend und richtete eine Pistole auf ihn. Er blieb wie angewurzelt stehen. „Und du hör auf zu schreien!", fuhr der Maskierte die Frau an, die vor dem Sofa zum Stehen gekommen war. Blitzschnell richtete der Eindringling nun seine Waffe auf sie und drückte ohne ein weiteres Wort mehrere Male ab.

Fassungslos musste er zusehen, wie der leblose Körper seiner Freundin auf dem Wohnzimmerteppich aufschlug. Mit einem hämischen Grinsen wandte sich der Mann dann ihm zu. „Und jetzt zu dir…", sagte er drohend und richtete seine Waffe auf ihn.

MITTWOCH, 29. AUGUST 2018, 08:34 UHR

„Helena hat nicht zu viel versprochen", sagt Emilia, als Vito am nächsten Morgen ins LKA kommt. „Sie hat gerade angerufen: Das silberne Mercedes-Coupé ist auf einen gewissen Mael Gora zugelassen." „Mael Gora?", wiederholt Vito und überlegt. „Nein, das sagt mir nichts. Hast du ihn schon im System gesucht?" „Das wollte ich gerade machen", antwortet Emilia. Sie tippt den Namen und das Geburtsdatum ein und drückt auf Enter. Gespannt wartet sie, bis das System die Einträge geladen hat. Aber der Bildschirm bleibt leer. „Nichts", sagt sie frustriert. „Mael Gora hat sich bisher nichts zu Schulden kommen lassen." „Damit scheint er auf den ersten Blick nichts mit Feit zu tun zu haben", sagt Vito. „Das muss nichts heißen, aber irgendwie habe ich das Gefühl, dass das nicht unser Mann ist." „Ja, geht mir genauso", meint Emilia. „Als gestohlen gemeldet wurde der Wagen zwar nicht, aber vielleicht wird er ja von jemand anderem gefahren und ist nur auf Gora zugelassen. Vielleicht von einem Verwandten oder einem Freund." „Das kann natürlich sein", überlegt Vito, „nur, wie finden wir das raus?" „Helena hat mich gerade am Telefon auf ein interessantes Detail aufmerksam gemacht", sagt Emilia bedeutungsvoll. „Ihr ist aufgefallen, dass neuere Autos ja meistens eine SIM-Karte verbaut haben. Wenn wir uns einen richterlichen Beschluss besorgen, könnten wir den Wagen also orten. Dann wissen wir bald, wer den silbernen Mercedes wirklich fährt."

DONNERSTAG, 30-08-2018, 08:53 UHR

„Das Ergebnis der Ortung ist da“, sagt Vito, als er kurz nach der Lagebesprechung der SoKo ein eng bedrucktes Blatt Papier vor Emilia auf den Schreibtisch legt. „Dort hat das Auto die ganze Nacht über gestanden. Es ist also wahrscheinlich, dass, wer immer den Wagen fährt, dort in der Nähe wohnt.“ „Alles klar“, sagt Emilia und nickt. „Wir sollten gleich hinfahren und die Gegend observieren. Wenn wir sehen, wer mit dem Wagen kommt oder geht, dann wissen wir auch, wo die Person wohnt.“ „Das war auch mein Gedanke“, meint Vito, „ich kann hier aber nicht weg. Kannst du Cem mitnehmen?“ „Ja, ich geh ihn gleich suchen“, antwortet Emilia. „Gut“, sagt Vito, „aber suchen brauchst du ihn nicht. Ich habe ihn eben noch an seinem Platz gesehen.“ Emilia folgt Vitos Blick und entdeckt ihren Kollegen an einem der Schreibtische weiter vorne im Raum. „Gebt mir bitte Bescheid, wenn die Nachtschicht euch ablösen soll“, fährt Vito fort. „Wir müssen uns wirklich sicher sein, dass die Person das Auto immer fährt und es sich nicht nur mal eben geliehen hat, um zum Einkaufen zu fahren. Stell dich also schon mal darauf ein, deine Schicht morgen und übermorgen auch im Auto zu verbringen.“ Emilia verzieht das Gesicht. Observationseinsätze gehören bei Weitem nicht zu ihren Lieblingsaufgaben. Wenn man Pech hatte, konnte es schon mal passieren, dass man mehrere Stunden auf derselben Stelle stand und nichts passierte. Sie hofft inständig, dass das heute nicht der Fall sein würde. Denn dann würde sie sich nicht nur morgen und übermorgen, sondern vermutlich die komplette nächste Woche in einem Zivilwagen parkend auf Observation wiederfinden.

Vito reißt sie aus ihren Gedanken. „Nehmt am besten den VW“, sagt er. „In dem Viertel wohnen viele Familien, damit solltet ihr am wenigsten auffallen.“ „Na schön.“ Emilia steht mit einem Seufzen auf. „Dann gehe ich Cem mal die frohe Botschaft verkünden.“ „So schlimm wird es schon nicht werden“, schmunzelt Vito. „Vielleicht habt ihr Glück und seht die Person heute schon ein paar Mal kommen und gehen.“

Cem und Emilia hatten kein Glück. Mittlerweile ist es weit nach 17:00 Uhr, seit beinahe acht Stunden sind sie auf ihrem Posten. Den silbernen Mercedes zu finden, war nicht das Problem gewesen, der hatte unverändert dort gestanden, wo er am Tag zuvor geortet worden war. Als Cem heute Morgen in die Straße eingebogen war, hatte Emilia den Wagen schon von Weitem erkannt. Automarke, Farbe, Kennzeichen - alles hatte gepasst. Also hatte Cem ihren VW in einiger Entfernung davon geparkt. Seitdem warteten sie. Doch dem Mercedes hat sich in all der Zeit niemand auch nur annähernd genähert.

Viel los gewesen war in der Straße sowieso nicht. Ein paar Spaziergänger, ein paar Anwohner, die zur Arbeit gingen. Nichts hatte darauf schließen lassen, dass die belebte Hamburger Innenstadt keine zehn Fahrminuten von diesem Viertel entfernt ist. Frustriert lässt sich Emilia tiefer in ihren Sitz sinken und ihren Blick zum wiederholten Mal durch die Umgebung schweifen. Vitos Worte kommen ihr wieder in den Sinn. Die Gegend macht wirklich einen familiären Eindruck auf sie: Ordentlich gestrichene Einfamilienhäuser reihen sich aneinander, in den Gärten stehen Trampoline, an den Bäumen sind Schaukeln angebracht. Langsam kommen Emilia Zweifel, dass sie hier wirklich ihren Täter finden würden. Da stößt Cem sie aufgeregt von der Seite an.

„Schau mal", sagt er und deutet ans Ende der Straße. Emilia richtet sich auf und folgt Cems Blick. Eine Frau ist aus einem der Häuser am Ende der Straße gekommen und geht jetzt zielstrebig auf den silbernen Mercedes zu. Dort angekommen, öffnet sie ihre Handtasche und befördert einen Autoschlüssel zu Tage. Emilia und Cem beobachten, wie die Frau den Schlüssel betätigt, die Tür des Wagens öffnet und sich auf den Fahrersitz fallen lässt. Sie wirft ihre Handtasche auf den Beifahrersitz, legt den Gurt an, startet den Wagen und fährt los. Als sie an Emilias und Cems VW vorbeifährt, hält Emilia für einen Moment die Luft an. Aber die Frau am Steuer des Mercedes schenkt ihrem Wagen keinerlei Beachtung. Am Ende der Straße setzt sie den Blinker und verschwindet aus ihrem Blickfeld. „Mael Gora war das definitiv nicht", stellt Emilia nüchtern fest, als sie sich wieder zu Cem umdreht.

„Stellt sich nur die Frage, wer diese Frau ist. Hast du gesehen, aus welchem der Häuser sie gekommen ist?" „Nein", Cem schüttelt bedauernd den Kopf. „Wir sind viel zu weit entfernt von den Häusern da hinten. Wir müssen der Nachtschicht sagen, dass sie am anderen Ende parken sollen." „Lass uns trotzdem mal hingehen und uns die Häuser genauer anschauen", schlägt Emilia vor, „vielleicht können wir zumindest eingrenzen, aus welchem der Häuser sie gekommen sein könnte." Sie steigen aus und gehen langsam die Straße entlang. Vor einem weiß gestrichenen Haus mit großem Garten bleibt Cem stehen. „Sie muss aus einem dieser Häuser gekommen sein", überlegt er und deutet auf die Gebäude links und rechts von dem weißen Haus, „Nummer 69, 71 oder 73." Emilia nickt. „Gut, das ist doch schon mal etwas", sagt sie. „Dann sollten wir jetzt aber dringend umparken. Vielleicht kommt sie ja bald wieder. Und dann können wir ganz genau sehen, in welches Haus sie geht."

DONNERSTAG, 23-08-2018, 15:38 UHR

Als er die Nummer auf seinem Display erkannte, hätte er den Anruf am liebsten weggedrückt. „Ja?", meldete er sich genervt auf Bulgarisch. „Ist für die Sache alles klar?", fragte der andere ohne ein Wort der Begrüßung. „Bis jetzt hat sich noch niemand bei mir gemeldet", antwortete er unsicher. „Das werden sie schon noch machen“, knurrt der andere. „Versau das ja nicht, hörst du?“, fügte er noch hinzu. „Du solltest nicht vergessen, dass du ohne uns keine Chance hast, zurück nach Bulgarien zu kommen. Auch, wenn ich nicht verstehen kann, warum du überhaupt zurückwillst.“ Er musste schlucken. Wie hätte er das vergessen sollen? Das war schließlich der einzige Grund für ihn gewesen, den Auftrag überhaupt anzunehmen. „Ob du das kapiert hast, will ich wissen!“, sagte der andere jetzt mit Nachdruck. „J-ja“, stotterte er eingeschüchtert. „Na also“, sagte der andere zufrieden, „dann verstehen wir uns ja. Du hörst von uns.“ Ohne ein weiteres Wort wurde das Gespräch beendet.

SAMSTAG, 01-09-2018, 08:45 UHR

Die Observationen der letzten Tage haben bestätigt, was Cem und Emilia schon vermutet hatten: Die Frau, die am Donnerstagabend mit dem silbernen Mercedes weggefahren und erst am Freitag in den frühen Morgenstunden zurückgekommen war, wohnt im Haus Nr. 71. Sie scheint nachts zu arbeiten – oder sich sonstwo aufzuhalten. Denn auch am Freitag hatte sie sich gegen 18 Uhr in den Wagen gesetzt und war erst am frühen Samstagmorgen wieder aufgetaucht. Jetzt greift Emilia zum Hörer und ruft Helena an. „Hallo?“, meldet es sich am anderen Ende der Leitung. „Hallo, Helena. Hier ist Emilia.“ „Hallo, Emilia! Gibt es Neuigkeiten?“, will Helena wissen. „Ich habe gehört, du und Cem haben die letzten beiden Tage auf Observation verbracht.“ „Genau, deswegen rufe ich an“, antwortet Emilia. „Der Wagen scheint tatsächlich nur auf diesen Mael Gora angemeldet zu sein. Fahren tut ihn aber eine Frau!“

„Eine Frau?“, fragt Helena verblüfft. „Damit hätte ich nicht gerechnet. Jetzt willst du bestimmt, dass ich dir sage, um wen es sich dabei handelt, habe ich recht?“ „Das wäre toll“, erwidert Emilia. „Wir konnten ihre Adresse rausfinden, kannst du mir den Auszug aus dem Einwohnermeldeamt besorgen? Dann wären wir schon mal einen Schritt weiter.“ „Klar, wenn du mir die Adresse verrätst, schicke ich dir den Auszug in ein paar Minuten rüber“, sagt Helena. Emilia gibt ihrer Kollegin die Adresse durch, bedankt sich und legt auf. „Helena sucht uns den Auszug raus“, sagt sie zu Vito, der gegenüber von ihr an seinem Schreibtisch sitzt, „er sollte gleich da sein.“

Schon ein paar Minuten später ploppt auf Emilias Bildschirm eine neue Mail auf. Sie winkt Vito zu sich rüber. Gemeinsam überfliegen sie den Auszug. „Für die Adresse sind vier Leute gemeldet“, fasst Emilia nach ein paar Sekunden zusammen. „Tamim, Nesrin und Amar Rahimi sowie eine Lavinia Schedlinski. Zwei Frauen also. Wenn ich mir die Geburtsdaten so anschaue, dann kommt aber nur eine der beiden als Täterin in

Frage." „Lavinia Schedlinski", bestätigt Vito. „Sie ist 24 Jahre alt. Das passt. Nesrin Rahimi ist schon Anfang 70. Die Frau, die ihr am Donnerstag und am Freitag gesehen habt, muss also Lavinia Schedlinski gewesen sein." „Ich überprüfe sie eben im System", sagt Emilia und öffnet ein neues Fenster.

Wenige Sekunden später erscheinen eine Handvoll Einträge auf dem Bildschirm. „Sieh mal einer an!", ruft Vito. „Das erklärt, warum sie immer nachts unterwegs war." „Lavinia Schedlinski ist also eine Prostituierte", fasst Emilia die Ergebnisse zusammen. „Ich überprüfe die anderen Hausbewohner besser auch. Vom Alter her ist Amar Rahimi wohl der Freund von Lavinia Schedlinski. Und Tamim und Nesrin Rahimi sind dann wohl Amars Eltern." Emilia startet eine neue Suche – und traut ihren Augen kaum. „Jetzt schau dir das an!", sagt sie aufgeregt zu Vito. Der pfeift anerkennend durch die Zähne: „Nicht schlecht!" Die Suche nach Amar Rahimi hat 25 Einträge und zahlreiche Vorstrafen zu Tage befördert. „Körperverletzung, Diebstahl, schwerer Raub", listet Emilia auf. „Er war schon mit 15 Jahren zum ersten Mal im Jugendarrest."

„Weit gekommen ist er ja nicht seitdem", sagt Vito und deutet auf einen Eintrag weiter oben, „aktuell sitzt er in der JVA ein wegen unerlaubten Waffenbesitzes." „Das ist echt interessant", meint Emilia. „Wenn er sitzt, bekommt er doch bestimmt hin und wieder Besuch von seiner Freundin, oder? Bei ihren Gesprächen würde ich ja zu gerne mal Mäuschen spielen." Vito versteht sofort, worauf Emilia hinauswill. „Ich rufe gleich dort an und frage, wann Amar Rahimi seinen nächsten Besuch bekommt und von wem", sagt er. „Sehr gut", antwortet Emilia. „Sobald wir wissen, wann Lavinia Schedlinski das nächste Mal dort ist, kümmere ich mich um den richterlichen Beschluss, damit wir das Gespräch abhören können."

MONTAG, 03-09-2018, 16:29 UHR

Lavinia Schedlinski sitzt aufgeregt auf einem Stuhl im Besucherraum der JVA Billwerder. Jeden Moment wird es so weit sein: Die Tür wird aufgehen und Amar wird vor ihr stehen. Obwohl ihr letzter Besuch keine zwei Wochen her ist, kann sie es kaum abwarten, ihn wiederzusehen. Sie hat extra für diesen Anlass ihr schönstes Kleid angezogen, sich sorgfältig geschminkt und ihre Haare hochgesteckt, damit man den großen Schriftzug auf ihrer rechten Halsseite besser erkennen kann. Hier ist in großen, verschnörkelten Lettern der Name „Amar" zu lesen. Das Tattoo hat sie sich bereits vor drei Jahren, zu Beginn ihrer Beziehung, stechen lassen. Jeder sollte sehen, dass sie voll und ganz zu ihm gehörte. In dem Augenblick öffnet sich die Tür und Amar tritt in Begleitung eines Wärters ein.

Lavinia springt strahlend von ihrem Stuhl auf und macht einige Schritte auf ihn zu. „Klingeln Sie, wenn Sie fertig sind", sagt der Wärter, während er Amar die Handschellen abnimmt. „Sie haben eine Stunde." Dann verlässt er den Raum und lässt Lavinia und Amar allein zurück. Als Amar sich vergewissert hat, dass der Wärter den Raum verlassen hat, geht er mit großen Schritten auf Lavinia zu und umarmt sie stürmisch. „Wir haben es geschafft, Baby!", sagt er freudig. „DU hast es geschafft. Ich bin so stolz auf dich!" Er lässt sie los und setzt sich dann an den kleinen Tisch. „Ich habe dir doch gesagt, dass du mir vertrauen kannst", erwidert Lavinia stolz und setzt sich ebenfalls wieder. „Ich will alles wissen", sagt Amar jetzt fordernd, „jedes Detail." Lavinia wirft einen nervösen Blick auf die verspiegelte Wand auf der linken Seite des Raumes. Amar folgt ihrem Blick, dann fasst er nach ihrem Kinn und bringt sie dazu, wieder ihn anzusehen. „Die können uns vielleicht sehen, aber nicht hören", sagt er in beruhigendem Tonfall, „wir können hier offen reden. Das haben wir doch schon immer so gemacht." „Du hast ja recht", seufzt Lavinia.

Als sie die Geschehnisse des 26. August jetzt noch einmal zusammenfasst, versucht sie trotzdem, so leise wie möglich zu sprechen. Am Ende ihrer Erzählung breitet sich auf Amars Gesicht ein Grinsen aus. „Wir sind jetzt richtige Gangster", sagt er stolz. Lavinia sieht betreten zu Boden. „Hey, was ist mit dir?", will Amar wissen. „Gangster landen über kurz oder lang im Knast", antwortet Lavinia nervös. „Ich habe keine Lust, für die Sache auch noch in den Bau zu gehen." „Jetzt entspanne dich mal", sagt Amar ruhig. „Was wissen die Bullen denn schon? Gar nichts wissen die über uns, hörst du? Gar nichts! Die haben eine Sonderkommission gegründet - wenn ich das schon höre! Die machen sich so lächerlich. Wenn sie etwas wüssten, hätte man dich längst verhaftet. Aber das ist nicht passiert, oder? Ich weiß, das ist alles neu für dich. Für meine Eltern ist es auch neu. Aber mach dir einfach nicht so viele Sorgen, Baby." Das scheint Lavinia zu beruhigen.

„Außerdem", sagt Amar dann und wird mit jedem Wort aufgebrachter und lauter, „ich hatte doch gar keine andere Wahl. Nach dem, was dieses Schwein mir angetan hat. Nach dem, was er UNS angetan hat! Er ist zu uns nach Hause gekommen, dabei war ich bei den Mongols längst ausgestiegen! Er hatte keinen Grund mehr, uns anzugreifen. Die scheiß Hells Angels hatten KEINEN GRUND, uns anzugreifen!" Beruhigend streicht Lavinia ihm über die Arme. Nach dem Angriff vor zwei Jahren hatte Amar sich sämtliche Tattoos, die aus seiner Zeit bei den Mongols stammten, weglasern lassen. Lediglich der große Schriftzug „Fuck the Hells Angels" auf seiner linken Kopfhälfte war geblieben. Mittlerweile sind seine Haare aber wieder so lang, dass sie das Tattoo problemlos verdecken. „Du hast vier Durchschüsse, und mein Finger müsste eigentlich ab sein. Und wegen der Sache muss ich zu diesem scheiß Psychodock!" Amar schnaubt abfällig, dann grinst er gehässig. „Wir haben einfach nur für Gerechtigkeit gesorgt. Dazu scheinen die Bullen ja nicht imstande zu sein. Der Typ wird durchdrehen, wenn er aufwacht und merkt, dass er nicht mehr laufen kann! Er wird nie wieder Auto fahren können. Und wir müssen nicht länger dabei zusehen, wie er so verdammt selbstgerecht in seinem Bentley durch die Stadt fährt."

„Du hast ja recht", sagt Lavinia. „Natürlich hab' ich recht, Baby", lacht Amar, jetzt wieder gelöster. „Wir mussten einfach etwas unternehmen. Ich meine, wie hat das denn ausgesehen für den Rest der Welt? Jetzt mal ehrlich: Wie sieht das aus, wenn in deinem eigenen Wohnzimmer auf dich geschossen wird? Wenn einfach jemand kommt und ungestraft auf deine Frau schießt? Aus der Sache konnte ich nicht als Verlierer rausgehen. Wir sind Afghanen. Du bist jetzt auch Afghanin. Bei uns nennt man das Blutrache. Falls es doch schief geht, kannst du den Bullen immer noch sagen, dass ich dich dazu gedrängt habe. Das macht mir nichts aus, es ist mir egal, was für eine Strafe ich kriege." Lavinia schaut Amar aus großen Augen an. „Das würde ich nie tun!", beteuert sie. Für einen Moment ist es ganz still im Raum.

„Du hättest mich übrigens ruhig vorwarnen können", sagt Lavinia dann gespielt vorwurfsvoll. „Wovor denn?", fragt Amar verwirrt. „Nun…", sagt sie gedehnt, „der Typ, den du für die Sache besorgt hast, sah ja aus, als käme er direkt aus der Geisterbahn! Der hatte richtig lange, dicke Narben im Gesicht und einen total irren Blick drauf. Wir können uns wirklich glücklich schätzen, dass er von niemandem gesehen wurde. So ein Gesicht vergisst man nicht so schnell." Lavinia schüttelt sich. Amar fängt an zu lachen. „Ich kannte den Typen gar nicht", erklärt er dann, „den haben mir doch Dimo und Zlato besorgt. Du weißt schon, die beiden Brüder aus Bulgarien, die hier einsitzen. Wobei, Zlato wurde mittlerweile abgeschoben, nur Dimo ist noch da. Aber du musst dir keine Sorgen machen. Selbst wenn ihn jemand gesehen hat: Der Typ ist schon längst wieder zurück in Bulgarien. Dafür haben die beiden gesorgt."

MONTAG, 03-09-2018, 19:24 UHR

„Du bist ja immer noch da", stellt Vito fest, als er an seinen Schreibtisch zurückkommt. Emilia schaut kurz hoch, wendet sich dann aber gleich wieder ihrem Computer zu. „Na, du doch auch", sagt sie schmunzelnd. „Und das ist auch gut so: Lavinia Schedlinski hat heute Nachmittag nämlich ihren Freund in der JVA besucht, und die Kollegen haben mir gerade den Mitschnitt geschickt." Vito schiebt seinen Schreibtischstuhl neben den von Emilia und lässt sich darauf fallen. „Dann muss der Feierabend wohl noch etwas warten", seufzt er.

„Wollen wir doch mal hören, was sich die beiden zu erzählen haben…" Emilia öffnet die Audio-Datei. Mit einem Klick auf Enter wird die Aufzeichnung abgespielt. Aus den Lautsprechern ertönt erst ein Knacken, dann ein leises, konstantes Rauschen. Lange Zeit passiert nichts. Nach einer guten Viertelstunde ertönt endlich ein Geräusch. „Das muss die Tür des Besucherraums sein", meint Emilia. Sie hören, wie der Wärter Amar die Handschellen abnimmt und die beiden alleine lässt. Angespannt lauschen die Kommissare dem Gespräch. Als die Aufnahme eine Stunde später endet, schauen sich Emilia und Vito vielsagend an. „Unfassbar", sagt Emilia, „Amar Rahimi hat das Ganze aus dem Gefängnis heraus geplant. Und jetzt wissen wir auch, dass wir mit unserer Vermutung recht hatten: Lavinia Schedlinski hat den silbernen Mercedes an diesem Abend gefahren. Sie redet zwar leise, aber ich habe trotzdem alles verstanden."

„Scheinbar war der Angriff auf Diego Feit eine Art Racheakt", sagt Vito nachdenklich. „Aber wofür?" „Das haben wir gleich", sagt Emilia und wendet sich wieder ihrem Computer zu. Nach ein paar Minuten findet sie, wonach sie gesucht hat. „Im Sommer 2016 wurden Amar Rahimi und Lavinia Schedlinski im Wohnzimmer ihres damaligen Hauses niedergeschossen", fasst Emilia ihre Erkenntnisse zusammen. „Der oder die Täter konnten bis heute nicht ermittelt werden." Vito zieht überrascht die Augenbrauen hoch. „Niedergeschossen?", wiederholt er. „In ihrem Wohnzimmer? Das ist ein Ding." „Scheinbar machen sie Diego Feit für den Angriff verantwortlich", sagt Emilia nachdenklich. „Aber natürlich!", ruft Vito aufgeregt. „Spule bitte noch einmal zurück, etwa bei Minute 35 müsste das gewesen sein." Emilia bewegt den Cursor ihrer Maus in die Mitte der Aufzeichnung und drückt auf Play. Erneut ertönen die Stimmen von Amar Rahimi und Lavinia Schedlinski. „Stopp!", ruft Vito nach ein paar Minuten. „Hast du das gehört? Amar Rahimi war Mitglied bei der Rockergruppe Mongols." „Aber natürlich!", sagt Emilia augeregt. „Kein Wunder, dass die beiden Diego Feit für den Angriff verantwortlich machen! Die Hells Angels rivalisieren immer mal wieder mit den Mongols. Und Diego Feit ist immerhin eines der obersten Mitglieder." „Das grenzt ja schon an Selbstjustiz!" Vito ist fassungslos. „Dabei ist doch gar nicht klar, wer den Angriff damals wirklich verübt hat und warum. Wenn man Amar Rahimi Glauben schenken kann, war er zu diesem Zeitpunkt schon gar nicht mehr bei den Mongols."

„Wir brauchen jetzt auf jeden Fall einen Haftbefehl für Lavinia Schedlinski", meint Emilia. Vito nickt zustimmend. „Ich kümmere mich sofort darum", sagt er dann. „Wir müssen zusehen, dass sie noch heute Abend festgenommen wird."

Als Emilia und Vito den kleinen Raum betreten, der im LKA für Vernehmungen vorgesehen ist, ist Lavinia Schedlinski schon da. Ihre blond gefärbten Haare hat sie zu einem unordentlichen Pferdeschwanz hochgebunden, die Augen sind verquollen, die Nägel abgekaut. Emilia und Vito werfen sich vielsagende Blicke zu, ehe sie ihr gegenüber Platz nehmen. „Hallo, Frau Schedlinski", beginnt Emilia das Gespräch. „Mein Name ist Emilia Valentini, das ist mein Kollege Vito Habing. Wir wollen mit Ihnen über den Anschlag auf Diego Feit sprechen." „Darüber weiß ich nichts", sagt Lavinia leise. „So?", fragt Emilia und zieht in gespieltem Überraschen die Augenbrauen nach oben. „Sind Sie sich da sicher? Als Sie am Montag Herrn Rahimi besucht haben, schienen Sie noch bestens darüber informiert zu sein."

Lavinia schweigt beharrlich. Emilia fällt der große Schriftzug an ihrem Hals auf. Ihren Freund würde diese Frau ganz bestimmt nicht verraten. Aber das musste sie auch gar nicht: Der Gesprächsmitschnitt würde reichen, um sie beide für die Tat verurteilen zu können. Vielleicht würden sie über sie aber an den Schützen herankommen. „Es wird Sie bestimmt freuen zu hören, dass Diego Feit die Intensivstation heute verlassen durfte", sagt Vito in diesem Moment. „Laufen wird er aber wohl nie wieder können. Doch das wussten Sie bereits, nicht wahr?" Schweigen. „Frau Schedlinski", setzt Emilia an, „wir wissen, dass Sie die Tat gemeinsam mit Herrn Rahimi geplant haben. Wir haben das komplette Gespräch, dass Sie beide am Montag in der JVA geführt haben, auf Band. Wir wissen auch, dass Sie am Abend der Tat den silbernen Mercedes gefahren haben, und dass Sie Herrn Rahimi die ganze Zeit auf dem Laufenden gehalten haben. Oder war es nicht so, ‚Sunshinegirl'?"

Bei der Erwähnung dieses Namens zuckt Lavinia zusammen, dann schaut sie Emilia ängstlich an. Emilia erkennt Panik in den Augen der jungen Frau. „Ihre Handydaten waren in dieser Hinsicht sehr aufschlussreich", fährt Vito jetzt fort. „Wirklich clever, dass muss ich Ihnen ja lassen. Und so kreativ. Sie schreiben eine SMS an den RTL Teletext, den Herr Rahimi dann problemlos über den Fernseher in seiner Zelle lesen kann." Vito legt die ausgedruckten Chatnachrichten jetzt vor Lavinia auf den Tisch. „Am Anfang waren die Nachrichten ja noch harmlos", sagt Vito, „hauptsächlich Liebesbekundungen und belanglose Erzählungen aus dem Alltag." „Wirklich interessant wurde es dann aber am 25. und 26. August", fährt Emilia fort. „Denn Sie haben schon am 25. August nach Diego Feit gesucht, nicht wahr? Sie mussten die Suche aber abbrechen, weil Sie ihn nicht finden konnten. Am 26. hatten Sie schließlich Glück. Sie waren zuerst alleine unterwegs und haben dann den Schützen abgeholt und zusammen mit ihm weitergesucht. Um kurz vor

23 Uhr haben Sie ihn schließlich gefunden, sodass Sie um 23:01 Uhr Herrn Rahimi die frohe Botschaft per Teletext verkünden konnten. Das passt auch zu den Aufzeichnungen der Überwachungskameras. Kurz vor 23 Uhr ist Ihr Wagen nämlich in der Nähe des Poseidon gefilmt worden."

Fassungslos schaut Lavinia die Beamten an. Damit hatte sie nicht gerechnet. „Sie wissen doch sowieso schon alles", sagt sie nach ein paar Minuten des Schweigens, „was wollen Sie dann noch von mir?" „Wir wollen den Schützen", sagt Vito. „Wenn Sie uns seinen Namen nennen, könnte sich das positiv auf Ihr Strafmaß auswirken." Lavinia überlegt für einen Moment, dann schüttelt sie den Kopf. „Ich kenne seinen Namen nicht, und Amar auch nicht. Den Kerl haben irgendwelche Leute angeheuert, mit denen Amar einsitzt. Ich hatte nur seine Handynummer." „Irgendetwas müssen Sie aber doch wissen", beharrt Emilia. „Wie ist das am 26. August abgelaufen? Wie haben Sie ihn kontaktiert?" „Ich habe ihn angerufen", sagt Lavinia, „ich hatte ja wie gesagt seine Handynummer. Dann habe ich ihn auf irgendeinem Parkplatz abgeholt. Das muss so um halb elf gewesen sein. Nach der Sache habe ich ihn kurz vor dem Bahnhof abgesetzt und bin weggefahren." Lavinia grinst hämisch. „An Ihrer Stelle würde ich mir keine allzu großen Hoffnungen machen, dass Sie den Typen finden werden. Wenn ich Amar richtig verstanden habe, ist der längst über alle Berge."

Als Lavinia Schedlinski nach der Vernehmung abgeführt wird, bleiben Emilia und Vito alleine zurück. „In einem muss ich ihr leider recht geben", seufzt Vito. „Den Schützen zu finden, wird nicht leicht. Vor allem, wenn er sich wirklich ins Ausland abgesetzt hat."

DONNERSTAG, 06-09-2018, 08:06 UHR

Als sich die Mitglieder der Sonderkommission „Rocker" am nächsten Morgen in einem der Besprechungsräume des LKAs einfinden, ist Vito schon da. Er beobachtet, wie sich die Kollegen an den Tischen im Raum verteilen. Dann räuspert er sich und ergreift das Wort. „Vor nicht einmal zwei Wochen wurde diese SoKo gegründet, um den Angriff auf Diego Feit aufzuklären", sagt er ernst. „Wir haben es innerhalb kürzester Zeit geschafft, die Täter ausfindig zu machen und die Hintergründe der Tat festzustellen. Dafür darf ich euch von Hanno ein großes Lob übermitteln. Dem möchte ich mich natürlich anschließen. Ihr habt wirklich sehr gute Arbeit geleistet!" Die Kollegen im Raum klopfen zustimmend auf die Tische.

„Leider konnten wir, wie Ihr ja wisst, bisher nicht alle Beteiligten ausfindig machen", fährt Vito fort. „Der Schütze ist nach wie vor auf freiem Fuß und wir konnten seine Identität bisher noch nicht feststellen. Da er sich höchstwahrscheinlich ins Ausland abgesetzt hat, wird es für die Suche nach ihm eine gesonderte Ermittlung außerhalb der SoKo geben. Das heißt, wir sind erstmal raus. Ich halte euch aber natürlich auf dem Laufenden, und wenn es den Kollegen gelingt, den Schützen ausfindig zu machen, ist es nicht ausgeschlossen, dass wir wieder mit in die Ermittlungen einsteigen."

MITTWOCH, 23-10-2019, 12:43 UHR

„Bist du bereit für nachher?", fragt Vito Emilia, als er aus der Mittagspause zurückkommt. „Ich bin seit einem Jahr bereit", gibt Emilia seufzend zurück.

Lavinia Schedlinski hatte recht behalten: Die Suche nach dem Schützen war nicht gerade einfach gewesen. Erst, als man sich die Akten der bulgarischstämmigen Brüder Dimo und Zlato Panov genauer angeschaut hatte, war aufgefallen, dass sie ihre Straftaten nicht alleine begangen hatten, sondern mit einem dritten Mann. Die drei Männer waren 2016 für das Fälschen von Bankkarten zu einer Haftstrafe von 3 Jahren und 10 Monaten verurteilt worden. Die Strafe des dritten Mannes war allerdings später in eine zweijährige Bewährungsstrafe umgewandelt worden. Das auffällige Aussehen des Mannes, das Lavinia Schedlinski gegenüber Amar Rahimi so wenig schmeichelhaft beschrieben hatte, war schließlich der endgültige Beweis dafür gewesen, dass es sich bei dem Schützen um den 27 Jahre alten Bulgaren Ilian Abaadi handeln musste. Es folgte die Durchsuchung seiner Wohnung durch die bulgarischen Behörden, bei der vier Handys sichergestellt werden konnten. Auf einem der Handys konnten die Ermittler tatsächlich den Anruf von Lavinia Schedlinski am 26. August 2018 sowie mehrere Anrufe einer unbekannten Nummer am 25. August 2018 feststellen. Am 07. Juli 2019 war Ilian Abaadi schließlich verhaftet und am 08. August an Deutschland ausgeliefert worden.

„Ich bin wirklich gespannt, was Abaadi uns erzählt", sagt Emilia jetzt. „Als du mir im Juli gesagt hast, dass er in einer psychiatrischen Einrichtung festgenommen wurde, habe ich die Hoffnung ehrlich gesagt aufgegeben, dass er uns etwas Brauchbares über seine Beteiligung bei dem Fall sagen kann." „Ja, das ging mir auch so", gesteht Vito. „Eine Schizophrenie ist ja auch nicht gerade eine Kleinigkeit. Aber Dr. Bach meinte, dass seine Aussagen detailliert und glaubhaft seien." „Dann könnten wir den Fall endlich abschließen", meint Emilia. „Lavinia Schedlinski wurde im Juni ja schon verurteilt. 12 Jahre und 6 Monate. Und Amar Rahimi hat lebenslang bekommen." „Ich habe aber gehört, dass sein Anwalt ihm geraten hat, in Revision zu gehen", überlegt Vito. „Mhm", meint Emilia, „dann wird er dieses Mal vielleicht zusammen mit dem Schützen verurteilt." „Abwarten", meint Vito, „bevor es einen Prozess geben kann, müssen wir erstmal mit ihm sprechen."

Als Emilia und Vito einige Stunden später den Vernehmungsraum betreten, sitzt Ilian Abaadi bereits zusammengesunken an dem kleinen Holztisch. Seine dunkelbraunen Haare stehen ihm zerzaust vom Kopf ab. Als er die beiden Ermittler bemerkt, mustert er sie misstrauisch. Immer wieder wandert sein Blick von einem zum anderen. Die Narben in seinem Gesicht heben sich rötlich von seiner Haut ab. „Hallo, Herr Abaadi", sagt Emilia freundlich. Dann stellt sie sich und Vito vor und setzt sich gegenüber von ihm an den Tisch. „Wir würden mit Ihnen gerne über die Geschehnisse des 25. beziehungsweise 26. August 2018 reden. Genauer gesagt über den Anschlag auf das Hells-Angels-Mitglied Diego Feit und Ihre Beteiligung daran. Können Sie uns sagen, wie es dazu kam, dass Sie bei dem Anschlag auf Diego Feit mitgemacht haben? Kannten Sie Lavinia Schedlinski und Amar Rahimi von früher?" Ilian Abaadi schüttelt energisch den Kopf. „Diese Namen kenne ich nicht", sagt er dann in gebrochenem Deutsch. „Aber ich weiß, dass das, was ich getan habe, falsch war. Deswegen will ich Ihnen alles sagen, um es wieder gutzumachen."

Emilia und Vito werfen sich vielsagende Blicke zu. Solche Töne sind sie von ihren Gesprächspartnern normalerweise nicht gewohnt. Es passt aber zu dem Eindruck, den auch der Psychiater Dr. Bach von Ilian Abaadi bekommen hatte. „Letztes Jahr im August hat Dimo mich angerufen", fährt er fort. „Dimo Panov?", hakt Emilia nach. „Mit ihm und Zlato Panov wurden Sie 2016 verurteilt, nicht wahr?" Er nickt. „Er hat mich angerufen und gefragt, ob ich mich noch an den Chef der Mongols erinnern könnte", erklärt er dann. „Ich habe ja gesagt. Ich hatte ihn im Gefängnis ein paar Mal gesehen und konnte mich an ihn erinnern." „Der Chef der Mongols?", fragt Vito. „Er hat ausdrücklich vom Chef der Mongols gesprochen?" „Ja", sagt Ilian und nickt. „Ich dachte, er meint damit Eren. Seinen Nachnamen weiß ich nicht. Aber für mich war er der Chef der Mongols. Jedenfalls hat Dimo dann gesagt, dass ich was für diesen Chef tun soll. Dann würde ich 10.000 Euro kriegen und er würde mir helfen, damit ich zurück nach Bulgarien gehen kann." „Hat er Ihnen auch gesagt, was Sie für die 10.000 Euro tun sollen?", will Emilia wissen. „Nein", antwortet er. „Warum haben Sie dann zugestimmt?", hakt Vito nach.

Ilian schaut beschämt zu Boden und zuckt mit den Schultern. „Ich dachte, dass Dimo mir helfen würde, nach Bulgarien zurückzukommen", antwortet er leise. Mit dieser Antwort gibt Vito sich zufrieden. „Wie ist es weitergegangen?", fragt Emilia jetzt. „Hat Dimo Panov Ihnen die Nummer von Lavinia Schedlinski gegeben?" „Ich kenne diesen Namen nicht", wiederholt Ilian. „Dimo hat mir nur gesagt, dass er meine Nummer weitergeben würde." „Und dann?", fragt Emilia weiter. „Wurden Sie von jemandem kontaktiert?" „Ich habe erst ein paar Tage nichts mehr gehört", antwortet Ilian. „Am Samstagmittag hat mich dann ein Mann angerufen und mir gesagt, dass ich mich für den Abend bereithalten soll." Ein Mann? Emilia denkt kurz an die Anrufe der unbekannten

Nummer, welche die Ermittler für den 25. August auf einem von Abaadis Handys gefunden hatten. Konnte es sein, dass Amar Rahimi ihn vom Gefängnis aus angerufen hatte? „Er hat mich danach bestimmt noch zwei oder drei Mal angerufen", fährt Ilian fort, „und zuletzt haben wir ausgemacht, uns am 25. August um 22 Uhr auf einem Parkplatz zu treffen." Er macht eine kurze Pause, dann spricht er weiter. „Kurz nach 22 Uhr bin ich dann zum Parkplatz gekommen. Viel los war da nicht mehr. Weiter hinten stand ein silberner Mercedes. Aus dem ist ein Mann ausgestiegen und auf mich zugekommen."

Ein Mann! Emilia und Vito werfen sich überraschte Blicke zu. Emilia versucht fieberhaft, sich an sämtliche Details des Falls zu erinnern. Dann fällt es ihr wie Schuppen von den Augen: Wenn Lavinia Schedlinski an diesem 25. August nicht diejenige gewesen war, die sich in Begleitung von Ilian Abaadi auf die Suche nach Diego Feit gemacht hatte, dann bleibt eigentlich nur ein Mann übrig, der den silbernen Mercedes gefahren sein konnte. Und dieser Mann ist nicht Amar Rahimi.

SAMSTAG, 25-08-2018, 22:06 UHR

Als Ilian Abaadi den Parkplatz betrat, schaute er sich immer wieder nervös nach allen Seiten um. Er wusste nicht, wer ihn hier erwarten würde. Wie Eren hatte sich der Mann am Telefon jedenfalls nicht angehört. Trotz der spätsommerlich-warmen Temperaturen fröstelte es ihn. Auf dem Parkplatz standen nur noch vereinzelt ein paar Autos und Motorräder. Aber Ilian konnte nirgends einen Menschen entdecken. Plötzlich nahm er aus dem Augenwinkel eine Bewegung wahr. Aus einem silbernen Mercedes am hinteren Ende des Parkplatzes war ein Mann ausgestiegen, der sich ihm nun langsam näherte.

Als der Mann nicht mehr weit von ihm entfernt war, stutzte Ilian. Er hatte mit einem deutlich jüngeren Mann gerechnet. Sein Gegenüber aber musste schon um die 70 sein. Die beiden Männer befanden sich jetzt fast auf Augenhöhe. „Wir haben telefoniert", stellte der Ältere fest, ohne sich vorzustellen. „Komm mit, dann erkläre ich dir alles." Wortlos folgte Ilian dem Mann zurück zu dessen Wagen und nahm auf dem Beifahrersitz Platz. Der Mann setzte sich ans Steuer und lenkte den Mercedes schweigend vom Parkplatz auf die Straße. Nachdem sie mehrere Minuten lang in Richtung des Barviertels in St. Pauli gefahren waren, brach der Fahrer unvermittelt das Schweigen. „Ich erkläre dir jetzt deine Aufgabe", sagte er, „also hör' gut zu. Ich mag es nicht, wenn ich mich wiederholen muss, klar?" Ilian nickte.

„Gut", der Mann setzte den Blinker. „Du wirst auf einen Mann schießen", sagte er dann emotionslos. „Dafür kriegst du von mir später eine Waffe. In der Waffe sind fünf Patronen. Ich will, dass du alle fünf auf diesen Mann abfeuerst. Der Mann soll zukünftig als Invalide durchs Leben gehen oder als Behinderter. Oder er stirbt eben." Ilian schluckte. 10.000 Euro für einen Mord? Damit hatte er nicht gerechnet. Überhaupt erschienen ihm 10.000 Euro ziemlich wenig dafür, dass er einen Menschen umbringen sollte. Sein Körper verkrampfte sich. Am liebsten hätte er dem Mann gesagt, dass er anhalten sollte. Aber dafür war es jetzt wohl zu spät. Wenn er jetzt ausstieg, würden Dimo und Zlato ihm nie helfen, zurück nach Bulgarien zu kommen. Wenn der Mann ihn überhaupt aussteigen lassen würde. Und irgendwie hatte er daran so seine Zweifel. Immerhin war er jetzt quasi ein Mitwisser.

Auf einmal spürte er die Hand des Mannes auf seinem Bein. Ilian zuckte zusammen. „Hey, ganz ruhig", lachte der Mann. „Du musst dir keine Sorgen machen. Ich bin die ganze Zeit dabei, hörst du? Wenn ich jünger wäre, würde ich die Arbeit selbst erledigen. Aber jetzt muss es eben so gehen. Dir kann bei der Sache rein gar nichts passieren." Ilian nickte langsam. „Sehr gut", sagte der Mann. Dann zog er sein Handy aus der Hosentasche, entsperrte es und hielt es Ilian hin. Der nahm ihm das Handy vorsichtig ab und schaute sich das Bild auf dem Display genauer an. „Das ist das Schwein", erklärte der Mann. „Er hat auf meinen Sohn geschossen. Und nach ihm suchen wir jetzt." Ilian starrte angestrengt auf das Bild. Die vielen neuen Informationen musste er erst einmal verarbeiten. „Wenn du nach rechts wischst, siehst du auch seinen Wagen", sagte der Mann in diesem Moment. „Ein hellblaues, auffälliges Teil, eigentlich kaum zu übersehen. Gut für uns, nicht wahr?" Der Mann lachte freudlos.

Sie fuhren jetzt durch eine belebte Straße. Auf beiden Straßenseiten lockten Restaurants und Bars mit ihren Angeboten auf Kreidetafeln, die Außenterrassen waren gut besetzt und überall waren Menschen, die ihren Samstagabend gemütlich ausklingen lassen wollten. Vor einem griechischen Restaurant, das klassisch in Blau-Weiß gehalten war, hielt der Fahrer plötzlich an. „Das ist das Poseidon", sagte er und deutete auf den Eingang des Restaurants. „Es ist das Stammlokal von diesem Penner. Geh' rein und schau, ob du ihn irgendwo entdeckst." Ilian tat wie ihm befohlen und stieg ängstlich aus dem Wagen. Im Restaurant war es laut und heiß. Alle Tische waren voll besetzt, Kellner wuselten dazwischen herum. Ilian schaute sich nach allen Seiten um, aber von dem Mann auf dem Foto war weit und breit keine Spur. Er ging auf die Außenterrasse des Restaurants und schaute sich auch dort um. Schließlich überprüfte er sogar die Herrentoilette. Den Mann auf dem Foto konnte er aber nirgends finden.

„Und?", fragte der ältere Mann, als er sich wieder zu ihm in den Wagen setzte. „Ist er da?" Ilian schüttelte den Kopf. „Nein", sagte er dann, „ich habe ihn nicht gesehen." „Verdammte Scheiße!", rief der Mann und schlug mit der Faust auf das Lenkrad. „Na gut", sagte er, als er sich wieder beruhigt hatte. „Wir fahren noch ein paar Mal um den Block. Wenn wir ihn dann immer noch nicht finden, suchen wir morgen weiter.“ Sie umkreisten das Restaurant noch ein paar Mal, mussten dann aber einsehen, dass ihr Opfer hier heute wohl nicht mehr auftauchen würde. Kurz vor elf setzte der Mann Ilian schließlich vor dem Hauptbahnhof ab. „Ich melde mich morgen wieder bei dir“, sagte er, als Ilian ausgestiegen war. „Wenn es sein muss, suchen wir ihn ab jetzt jeden Abend. Ich gebe nicht auf, ehe ich ihn gefunden habe.“ Ilian schlug die Beifahrertür zu und sah zu, wie die Rücklichter des Mercedes langsam immer kleiner wurden.

MITTWOCH, 23-10-2019, 13:35 UHR

Als Ilian Abaadi seine Erzählungen über den 25. August beendet hat, raucht Emilia der Kopf. Die Sache entwickelt sich in eine Richtung, mit der sie nicht gerechnet hat. „Und?“, fragt Vito in diesem Moment. „Hat sich der Mann am nächsten Tag wieder bei Ihnen gemeldet?“ „Nein“, sagt Ilian und schüttelt den Kopf. „Am Sonntag hat mich eine Frau angerufen. Sie wollte sich abends mit mir treffen, um die Sache zu Ende zu bringen.“ Vito und Emilia schauen sich an. Bei dieser Frau konnte es sich nur um Lavinia Schedlinski handeln. „Sie hat mich abends auf dem Parkplatz abgeholt, wo der Mann auch schon auf mich gewartet hatte“, fährt Ilian fort. „Das Auto kannte ich da ja schon. Sie hat mir ihren Namen nicht gesagt, nur, dass ich einsteigen solle. Dann sind wir wieder zu dem Restaurant gefahren. Da hat sie dann das hellblaue Auto entdeckt und den Wagen geparkt. Dann hat sie eine Pistole aus dem Handschuhfach geholt, mir ein paar Handschuhe gegeben, die ich anziehen musste, und mir die Waffe in die Hand gedrückt. Irgendwann ist der Mann aus dem Restaurant gekommen. Er war aber nicht allein. Also habe ich zu ihr gesagt, dass ich die Sache nicht machen würde.“

„Wie hat die Frau reagiert?“, will Vito wissen. „Ihr hat das nicht gefallen“, sagt Ilian. „Aber die beiden anderen Männer sind schnell weggegangen, und als er dann auch wegfahren wollte, habe ich gesagt, dass sie hinterherfahren soll. Das hat sie gemacht. Irgendwann musste er an einer Ampel halten. Die Frau wollte sich dahinter stellen, aber ich habe gesagt, sie soll neben ihn fahren. Und dann ging alles ganz schnell.“ Ilian verstummt und schaut abwesend auf die auf Hochglanz polierte Tischplatte. „Danach sind wir zum Bahnhof gefahren“, fährt er fort. „Ich habe zu ihr gesagt, dass das alles nur ein Test war. Dass die Waffe gar nicht echt war und es nur ein Test war. Ein Aufnahmeritual, damit ich auch ein Mongol werde.“

Emilia wirft Vito einen verwirrten Blick zu. Diese Sicht auf die Dinge scheint wohl seiner Krankheit geschuldet zu sein. „Hat die Frau Sie dann am Bahnhof abgesetzt?“, fragt Emilia deswegen schnell. „Sie hat mich rausgelassen und versprochen, Geld zu holen", antwortet Ilian. „Ich habe auf sie gewartet, aber sie ist nicht mehr zurückgekommen. Irgendwann bin ich gegangen. Die Handschuhe habe ich unterwegs weggeworfen. Und zwei Tage später bin ich nach Bulgarien zurückgegangen." „Und die Waffe?", hakt Vito nach, „Was ist aus der Pistole geworden?" Ilian legt die Stirn in Falten, dann zuckt er mit den Schultern. „Die habe ich der Frau zurückgegeben", sagt er. „Mehr weiß ich nicht."

„Ein Mann", sagt Vito nüchtern, als Emilia und er nach der Vernehmung auf dem Weg zurück ins Büro sind. „Ich glaube, wir wissen beide, von welchem Mann Abaadi geredet haben muss." „Jetzt müssen wir nur noch überprüfen, ob seine Nummer tatsächlich die Nummer war, die Abaadi am 25. August angerufen hat", meint Emilia. „Dann haben wir ihn."

MITTWOCH, 20-11-2019, 13:56 UHR

Tamim Rahimi sitzt aufrecht am Tisch im Vernehmungsraum. Nach Wochen intensiver Ermittlungsarbeit hatte man die Nummer, die Ilian Abaadi am 25. August 2018 mehrmals angerufen hatte, endlich ihm zuweisen können. Bereits am Morgen war er deshalb verhaftet worden.

Nun öffnet sich die Tür und Vito und Emilia betreten den Raum. „Hallo, Herr Rahimi", begrüßt Vito den Mann, doch der beachtet die Ermittler nicht weiter. „Ich nehme an, Sie wissen, warum Sie hier sind?", fragt Emilia, nachdem sie und Vito gegenüber von ihm Platz genommen haben. „Könnt ihr die Sache nicht endlich auf sich beruhen lassen?", ereifert sich der Mann in diesem Moment. „Meinen Sohn habt ihr deswegen schon weggesperrt, seine Freundin, und jetzt seid ihr auch noch hinter mir her!" „Niemand ist hinter Ihnen her, Herr Rahimi", sagt Vito ruhig. „Wir haben aber eindeutige Beweise dafür, dass Sie an der Planung des Angriffs auf Diego Feit nicht unbeteiligt waren." Tamim Rahimi schnaubt abfällig. „Wir wissen zum Beispiel, dass Sie Herrn Abaadi am 25. August mehrfach angerufen haben", sagt Emilia jetzt. „Wir konnten die Nummer eindeutig Ihrem Handy zuordnen. Herr Abaadi hat außerdem ein umfassendes Geständnis abgelegt, in dem er Sie, Herr Rahimi, schwer belastet."

„Abaadi?", fragt Tamim Rahimi. „Nie gehört". „Das glaube ich Ihnen sogar", sagt Vito. „Seinen Namen kannten Sie bisher nicht. Ihn kennen Sie trotzdem. Es handelt sich um den Schützen, den Ihr Sohn aus dem Gefängnis heraus organisiert hat und mit dem Sie sich am Abend des 25. August 2018 auf die Suche, oder besser gesagt auf die Jagd nach Diego Feit gemacht haben." Damit hatte der Mann nicht gerechnet. Fassungslos schaut er Vito an. „Da staunen Sie, was?", fragt Emilia.

„Sie dachten wohl, der Schütze hätte sich längst ins Ausland abgesetzt. Wir haben ihn aber gefunden und er hat die Tat vollumfänglich gestanden. Was hatten Sie auch anderes erwartet, wo Sie ihm doch noch nicht einmal die 10.000 Euro ausgezahlt haben, die ihm versprochen worden waren."

Für einen Moment sagt niemand mehr etwas. Tamim Rahimi scheint im Kopf seine Möglichkeiten durchzugehen. Nach ein paar Minuten seufzt er. „Wie hätten Sie wohl gehandelt, wenn eines Ihrer Kinder kaltblütig niedergeschossen worden wäre?", fragt er dann. „In Ihrem eigenen Wohnzimmer! Für mich war die Situation kaum auszuhalten. Wissen Sie eigentlich, dass ich das Ganze auch noch mitanhören musste? Ich war da, als das Schwein über die Terrasse eingestiegen ist und erst Lavinia und dann Amar niedergeschossen hat. Wir sind danach umgezogen, aber vergessen haben wir diesen feigen Angriff nie." „Sie geben also zu, dass Sie am Abend des 25. August 2018 gemeinsam mit Herrn Abaadi unterwegs waren in der Absicht, Diego Feit zu töten oder zumindest schwer zu verletzen?", fragt Emilia scharf. „Ja", erwidert Tamim Rahimi unumwunden. „Wir haben ihn ja aber nicht gefunden."

„Am nächsten Tag hatte Diego Feit leider nicht so viel Glück", stellt Vito nüchtern fest. „Na und?", sagt der Mann. „Damit habe ich nichts zu tun. Sie haben selbst gesagt, dieser Armani, oder wie auch immer er heißt, hat nur erzählt, dass wir am 25. zusammen unterwegs waren." „Was nichts daran ändert, dass Sie in die Planung der Tat involviert waren", stellt Emilia schroff klar. Tamim Rahimi zuckt mit den Schultern „Als wir ihn am 25. nicht finden konnten, war die Sache für mich erledigt", sagt er dann. „Erledigt also?", hakt Vito nach. „Warum haben Sie dem Schützen, als Sie ihn am Bahnhof abgesetzt haben, dann gesagt, Sie würden sich wieder bei ihm melden und erst aufhören zu suchen, wenn Sie Diego Feit gefunden hätten?" „Das habe ich gesagt", sagt Rahimi ungeduldig, „aber ja nicht gemacht. Ich habe mich deswegen auch mit Lavinia gestritten. Ich habe zu ihr gesagt, dass die Sache für mich erledigt ist. Das wollte sie aber nicht hören. Sie hat einfach keine Ruhe gegeben. Irgendwann habe ich ihr dann die Nummer von diesem Kerl gegeben und ihr gesagt, dass ich nichts mehr von der Sache wissen wolle. Und dann muss sie ihn wohl auf eigene Faust angerufen haben. Aber ich sage Ihnen: Mit allem, was danach passiert ist, hatte ich nichts mehr zu tun!" „Vielleicht haben Sie ja Glück und der Richter glaubt Ihnen Ihre Geschichte", sagt Emilia kalt. Damit stehen sie und Vito auf und lassen Tamim Rahimi im Vernehmungsraum zurück.

DONNERSTAG, 23-04-2020, 14:36 UHR

Als Vito den Hörer auflegt, schaut Emilia ihn mit unverhohlener Neugier an. Im Prozess um den Angriff auf Diego Feit wird heute das Urteil erwartet. Und Emilia hat recht behalten: Neben Ilian Abaadi und Tamim Rahimi steht nämlich auch Amar Rahimi vor Gericht, der nach der ersten Urteilsverkündung im Juni 2019 Revision eingelegt hatte. „Und?", fragt Emilia ungeduldig, als Vito keine Anstalten macht, ihr vom Inhalt des Telefonats zu berichten. „Ja, das war der Kollege aus dem Gericht", sagt Vito schmunzelnd. „Ich garantiere dir aber, dass es auch jede Sekunde in den Nachrichten kommen wird." In diesem Moment erwacht Emilias Handy zum Leben und zeigt das Logo eines Nachrichtensenders an. „Na, hatte ich recht?", fragt Vito. „Das beweist gar nichts", sagt Emilia. „Aber bitte, wenn du es mir nicht sagen willst, dann lese ich jetzt eben einfach nach, was bei der Urteilsverkündung gesagt wurde." Sie entsperrt ihr Handy und beginnt den Artikel zu lesen.

Nach Schüssen auf Hells-Angels-Boss: Lebenslange Haft für Auftraggeber

Hamburg. Nach dem Anschlag auf eines der obersten Mitglieder der Rockergruppe „Hells Angels" am 26. August 2018 hat das Hamburger Landgericht heute die Urteile gefällt. Der 29-Jährige, der als Auftraggeber des Anschlags gilt, wurde wegen versuchten Mordes zu lebenslanger Haft verurteilt. Zu 9,5 Jahren Haft wurde sein 73 Jahre alter Vater verurteilt, der ebenfalls maßgeblich an der Planung des Anschlags beteiligt gewesen sein soll. Der Todesschütze, der speziell für die Tat beauftragt worden sein soll, wurde wegen versuchten Mordes zu einer Freiheitsstrafe von 6 Jahren und 9 Monaten verurteilt. Statt ins Gefängnis kommt er aber wegen einer bestehenden psychischen Erkrankung in die Psychiatrie.…

„Und?", fragt Vito scheinheilig, „was schreiben sie?" „Haha", sagt Emilia, „das weißt du ganz genau." „Ok, ok", gibt Vito zu. „Aber ich weiß noch etwas, was garantiert nicht in deinem Artikel steht." „So?" Emilia zieht überrascht die Augenbrauen hoch. „Und ob!", sagt Vito stolz. „Der Kollege, der im Gericht war, hat mir gesagt, dass die Richterin explizit die Arbeit der Sonderkommission ‚Rocker' gelobt hat." „Wirklich?", fragt Emilia erstaunt. „Ja", bestätigt Vito, „wir können stolz auf uns sein - und den Fall jetzt ganz beruhigt zu den Akten legen."

ERMITTLUNGSARBEIT

Straftatbestand: Organisierte Kriminalität

RÄTSEL 1

Die Mafia, Clans, Banden – Organisierte Kriminalität gibt es auf der ganzen Welt und natürlich auch in Deutschland. Wie hoch waren die Erträge aus Organisierter Kriminalität im Jahr 2019? (Wenn du einen Hinweis brauchst, schau mal unten auf dieser Seite.)

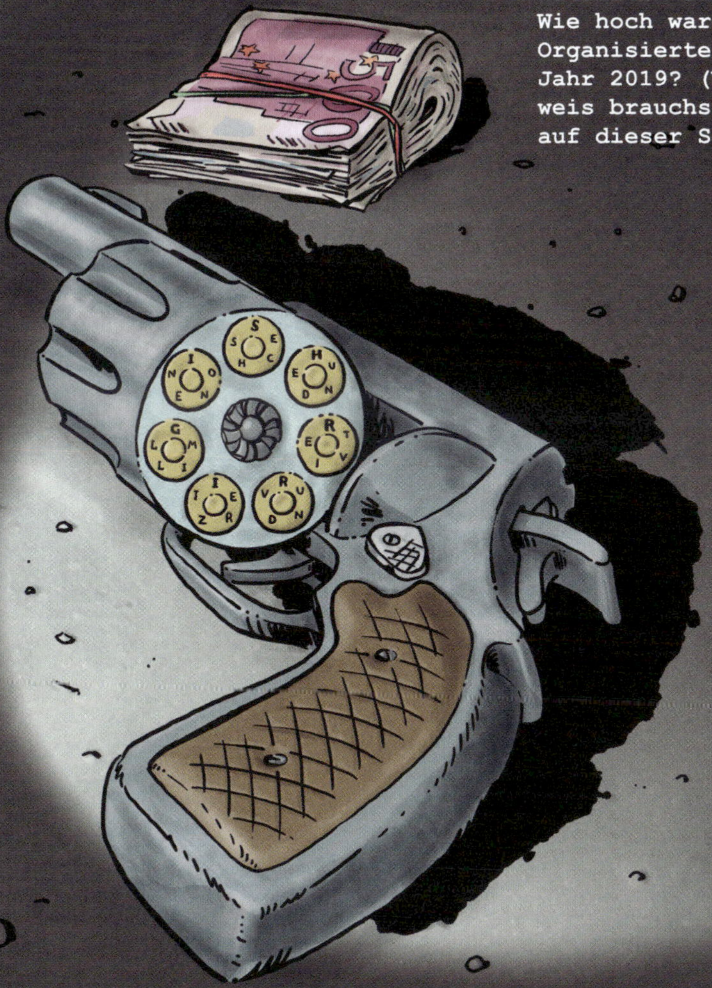

Hinweis: Starte mit „S".

WIE HOCH WAREN DIE ERTRÄGE AUS ORGANISIERTER KRIMINALITÄT IM JAHR 2019?

LÖSUNG

Gecheckt? SECHSHUNDERTVIERUNDVIERZIG MILLIONEN.
Falls nicht: Für die Lösung, 644 Mio., läuft man die Buchstaben im Uhrzeigersinn ab, Ring für Ring, beginnend beim „S" ganz oben.

NICE TO KNOW!

WAS MACHEN DIE DA EIGENTLICH?

Darum drehen sich die Geschäfte in der Organisierten Kriminalität (OK):

1 Handel mit Betäubungsmitteln, also Drogen. Das betrifft mehr als ein Drittel aller Gruppierungen aus der OK.

2 Kriminalität im „Wirtschaftsleben", z.B. Geld erbeuten mit dem Enkeltrick

3 „Eigentumskriminalität", z. B. Einbrüche

Quelle: Organisierte Kriminalität, Bundeslagebild 2019, S. 2

ERMITTLUNGSARBEIT

Straftatbestand: Organisierte Kriminalität

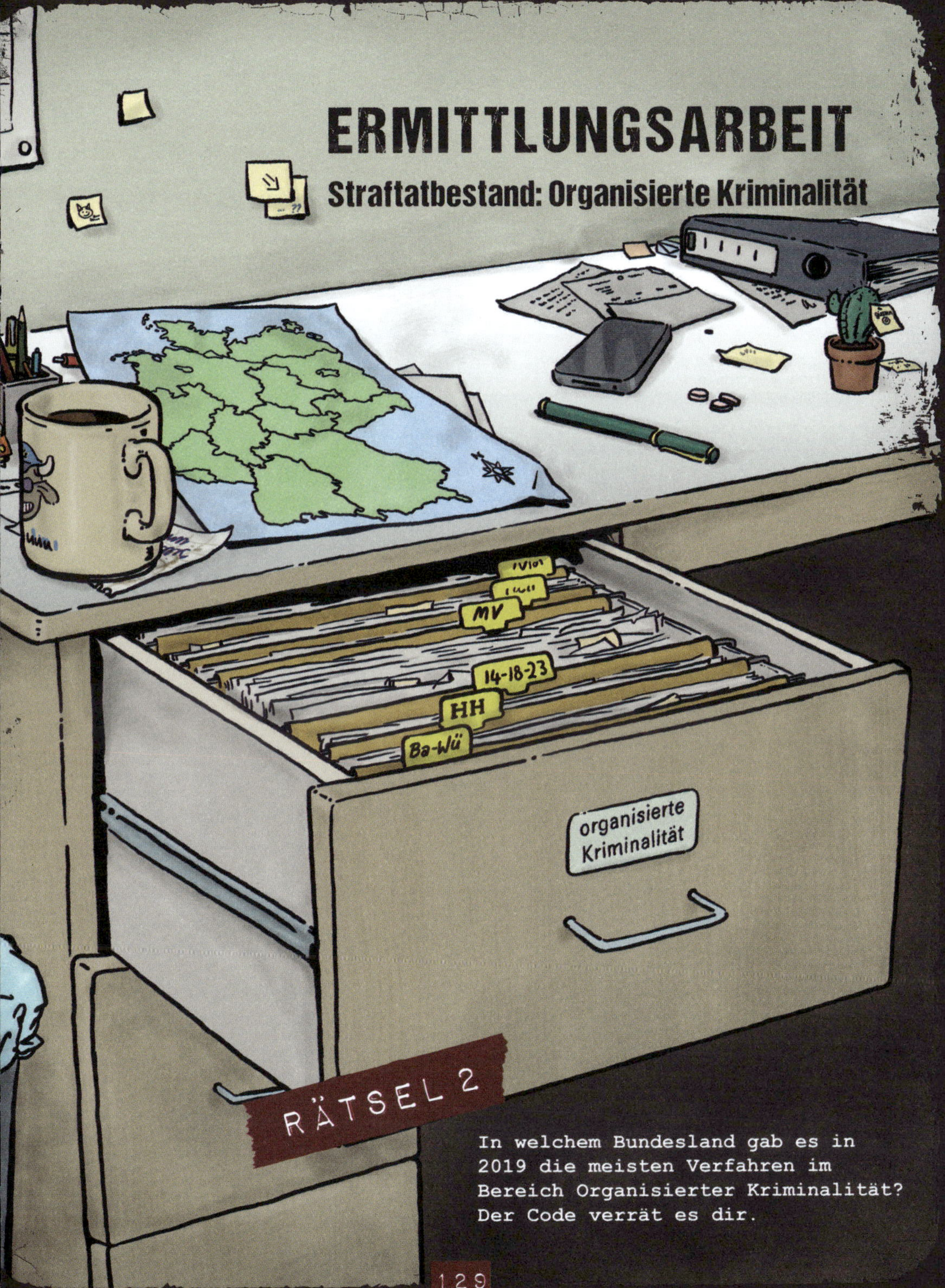

RÄTSEL 2

In welchem Bundesland gab es in 2019 die meisten Verfahren im Bereich Organisierter Kriminalität? Der Code verrät es dir.

IN WELCHEM BUNDESLAND GAB ES DIE MEISTEN VERFAHREN IM BEREICH ORGANISIERTER KRIMINALITÄT?

LÖSUNG

Geknackt? N-R-W ist richtig.
Falls nicht: Nummeriere die Buchstaben im Alphabet durch. Die Zahl 14 steht dann für das „N“, 18 für das „R“ und 23 für das „W“.

Die meisten Verfahren (der Länderpolizeien, der Bundespolizei und des Zolls zusammen) im Bereich Organisierte Kriminalität gab es in diesen Bundesländern:

NRW: 113
Bayern: 77
Niedersachsen: 64

Die wenigsten Verfahren im Bereich Organisierte Kriminalität gab es in diesen Bundesländern:

Sachsen-Anhalt: 9
Thüringen: 7
Bremen: 4

NICE TO KNOW!

VERFAHREN RUND UM ROCKERGRUPPIERUNGEN

Im Jahr 2019 richteten sich **15** Verfahren (2,6 % aller OK-Verfahren) gegen Angehörige von Rockergruppierungen. **7** davon betrafen den Bereich Gewaltkriminalität, also Tötungs-, Erpressungs-, und Körperverletzungsdelikte. Und tatverdächtig waren **211** Mitglieder.

ERMITTLUNGSARBEIT

Straftatbestand: Allgemeine Kriminalität

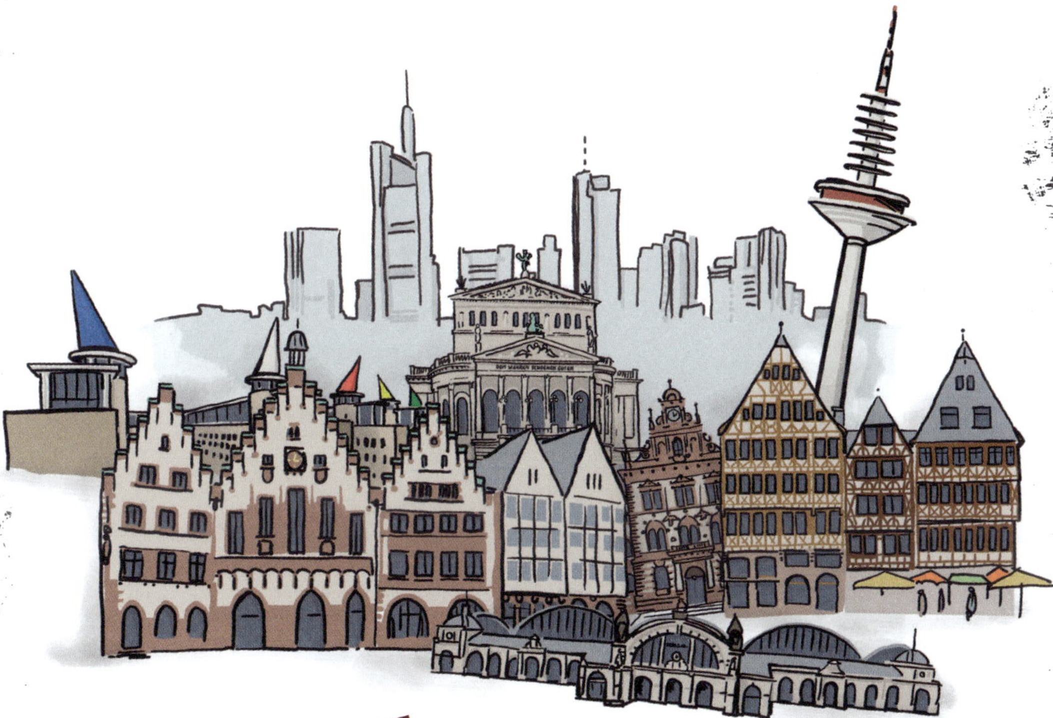

RÄTSEL 3

Wir suchen die Stadt, die 2019 Deutschlands „gefährlichste Stadt“ war und damit Berlin abgelöst hatte. Erkennst du sie?

WELCHE STADT WAR DIE „GEFÄHRLICHSTE STADT“ DEUTSCHLANDS?

LÖSUNG

Erkannt? Richtig ist Frankfurt a.M..
Falls nicht: Auf der Zeichnung auf S.131 sind neben der typischen Skyline des Frankfurter Bankenviertels die Alte Oper, der Fernsehturm, das Finanzamt, der Justizpalast, der alte Marktplatz, der Römer sowie der Frankfurter Hauptbahnhof dargestellt.

NICE TO KNOW!

STÄDTE-RANKING NACH STRAFTATEN

Die meisten Straftaten in Deutschland (Fälle pro 100.000 Einwohner) gibt es in diesen beiden Städten:

Frankfurt a.M.: **15.194**
Berlin: **14.086**

Und die wenigsten Fälle sind zu verzeichnen in:

München: **6.132**
Moers: **6.082**
Bottrop: **5.658**
Erlangen: **5.492**
Bergisch Gladbach: **4.493**
Fürth: **4.264**

Niedersachsen, 19. Juli 2006

Unschuldiger von MOBILEM EINSATZKOMMANDO überwältigt und verletzt

Ein Mann wurde am 19. Juli 1996 um ca. 21.27 Uhr von einem Mobilen Einsatzkommando (MEK) der Polizei festgenommen.

Die Beamten hatten das Gebäude schon länger überwacht. Darin vermutete die Polizei ein Mitglied der verbotenen Organisation PKK.

Bei der Observierung wurde der Unschuldige von den Einsatzkräften mehrmals beobachtet. Die Polizei verwechselte ihn aber mit dem wirklichen Tatverdächtigen.

Als der Unschuldige am 19. Juli 1996 in seinem Auto vor dem Haus anhielt, griff das MEK zu.

Einige der Polizeibeamten trugen Sturmhauben. Der unschuldige Mann wurde aus seinem Auto gezerrt, wobei er sich wehrte, und auf den Boden gedrückt. Ihm wurde ein Beutel über den Kopf gezogen, „damit er die unvermummten MEK-Beamten nicht erkennen konnte“.

Nach etwa 10 Minuten entfernte die Polizei den Beutel wieder; dann fiel die Verwechslung auf.

Der unschuldige Mann kam mit einem Schädel-Hirn-Trauma, Prellungen, Schürfungen, einer Posttraumatischen Belastungsstörung und einem Hörverlust ins Krankenhaus und klagte später vor dem Landessozialgericht Niedersachsen-Bremen.

Er behauptete, dass die Beamten nicht gesagt hätten, dass sie von der Polizei seien. Er sei „ohne Vorwarnung aus dem Auto gezerrt worden und davon ausgegangen, Opfer eines gewalttätigen faschistischen Überfalls geworden zu sein“.

Die Anklage gegen die Polizisten wurde von der Staatsanwaltschaft fallen gelassen.
Der unschuldige Mann bekam aber vom Land Niedersachsen eine Entschädigung von 100.000 Euro.

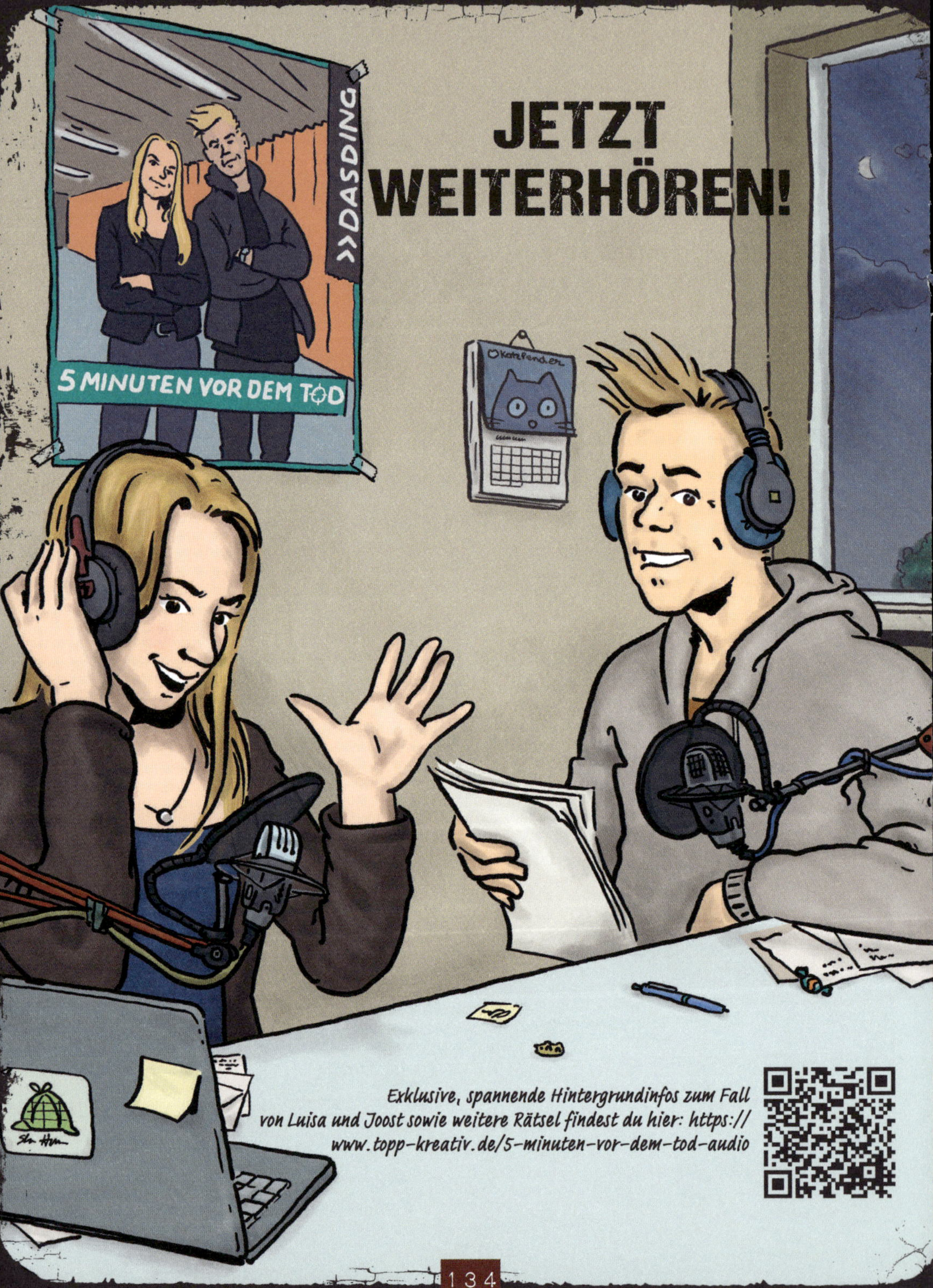
JETZT WEITERHÖREN!
>>DASDING
5 MINUTEN VOR DEM TOD
Exklusive, spannende Hintergrundinfos zum Fall von Luisa und Joost sowie weitere Rätsel findest du hier: https://www.topp-kreativ.de/5-minuten-vor-dem-tod-audio

ERMITTLUNGSARBEIT

Straftatbestand: Allgemeine Kriminalität

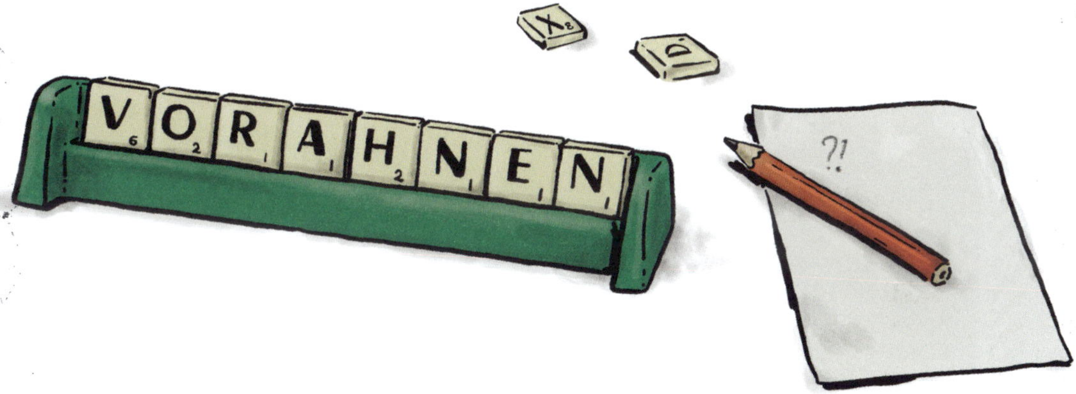

RÄTSEL 4

Welche Stadt war auf Platz 3 der „gefährlichsten Städte" Deutschlands? Lies für die Lösung doch mal „zwischen den Buchstaben".

WELCHE STADT WAR AUF PLATZ 3 DER „GEFÄHRLICHSTEN STÄDTE“ DEUTSCHLANDS?

LÖSUNG

Richtig sortiert? Die Lösung lautet HANNOVER.
Falls nicht: Ordne die Buchstaben auf S. 135 um.

Und womit hat sich Hannover das „verdient“? Im Jahr 2019 wurden hier 12.938 Straftaten pro 100.000 Einwohner verzeichnet.

NICE TO KNOW!

WAS IST EIGENTLICH ALLES EINE STRAFTAT?

Laut Strafgesetzbuch (StGB) zählen – unter anderem, versteht sich! – auch die folgenden Delikte zu den Straftaten:

Pfandkehr, also das unerlaubte Wegnehmen eines Pfandes von der Person, der das Pfand gehört.

Steht hier: § 289 StGB

Störung einer Bestattungsfeier. Wer eine Bestattungsfeier absichtlich (...) stört, wird mit Freiheitsstrafe bis zu drei Jahren oder mit Geldstrafe bestraft.

Steht hier: § 167 StGB

Verletzung des höchstpersönlichen Lebensbereiches und von Persönlichkeitsrechten durch Bildaufnahmen. Mit Freiheitsstrafe bis zu zwei Jahren oder mit Geldstrafe wird bestraft, wer

1. von einer anderen Person, die sich in einer Wohnung (...) befindet, unbefugt eine Bildaufnahme herstellt (...);

2. eine Bildaufnahme, die die Hilflosigkeit einer anderen Person zur Schau stellt, unbefugt herstellt (...).

Steht hier: § 201a StGB

Deutschland–Frankreich, Sommer 2019

FILMREIFE Entführung

Zwei Männer entführten die Ex-Partnerin des einen Mannes mit einem Wohnmobil nach Frankreich.

Die französische Polizei befreite die Geisel, die aus der Nähe von Stuttgart kommt, nach acht Tagen. Eine Delegation deutscher Ermittler war nach Frankreich gereist, um die Ermittlungen vor Ort zu unterstützen.

Die beiden Täter wurden in Deutschland zu Haftstrafen zwischen 3 und 5,5 Jahren verurteilt.

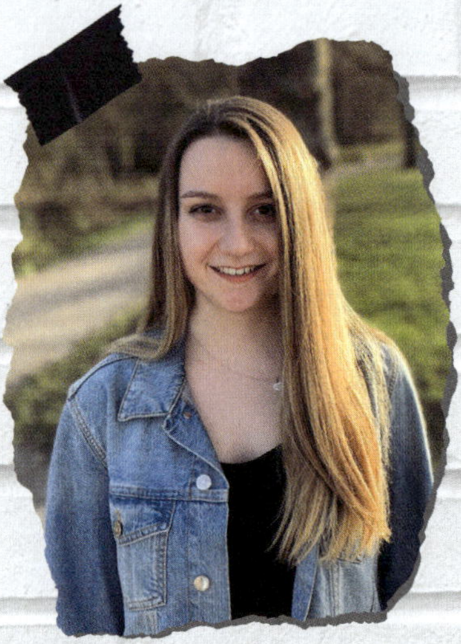

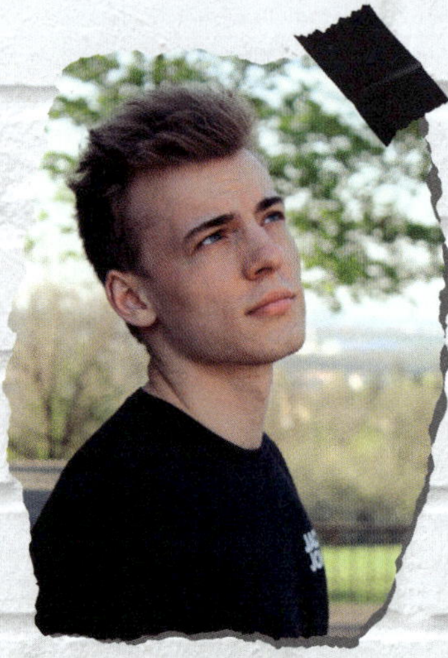

Luisa Bleich hat schon immer gerne geschrieben. Spätestens ab der 10. Klasse stand für sie fest, dass sie Journalistin werden will, und tatsächlich ist sie heute Nachrichten-Redakteurin bei SWR Aktuell Baden-Württemberg. Nach dem Abitur ging es für Luisa aber erst mal nach Stuttgart an die Hochschule der Medien. Ihr Praxissemester absolvierte sie bei DASDING, wo sie Ende 2019 Joost Schmidt kennenlernt, der für das junge Programm als Reporter, Moderator, Online-Redakteur und Producer tätig war und bis heute ist. Joost, geboren in Hamburg, ist einer dieser „Radio-Nerds", der schon früh wusste, dass er mal zum Radio möchte.

Wenige Monate nach dem ersten Kennenlernen entstand die Idee: Wir könnten doch zusammen einen True-Crime Podcast machen! Aufwendig recherchiert und dabei ganz anders als schon existierende Formate. Am 12. Februar 2020 ging dann auch schon die erste Folge von „5 Minuten vor dem Tod – Der Kriminalpodcast" online.

5 MINUTEN VOR DEM TOD – DER KRIMINALPODCAST

Jeden zweiten Mittwoch gibt es eine neue Folge, zu finden überall, wo es Podcasts gibt, z. B. auf Spotify, Deezer, Apple Podcasts etc., außerdem in der ARD Audiothek und auf dasding.de.

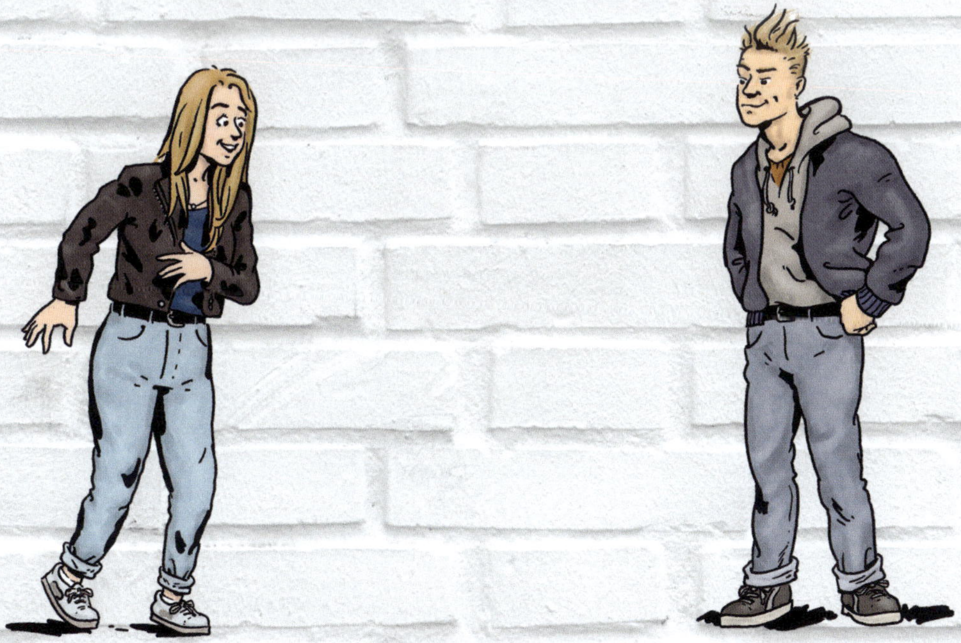

Buchempfehlungen für Dich

Noch mehr Kreativ-Bücher gesucht?

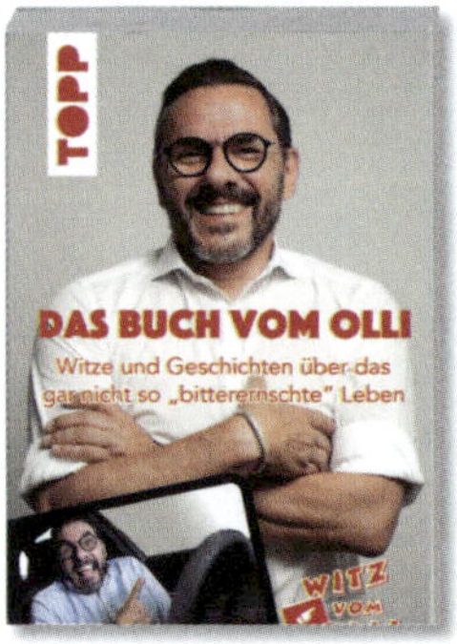

ISBN 978-3-7724-4516-3

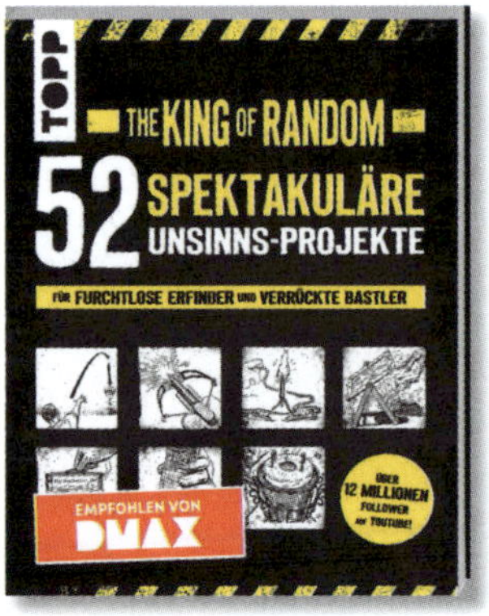

ISBN 978-3-7724-4515-6

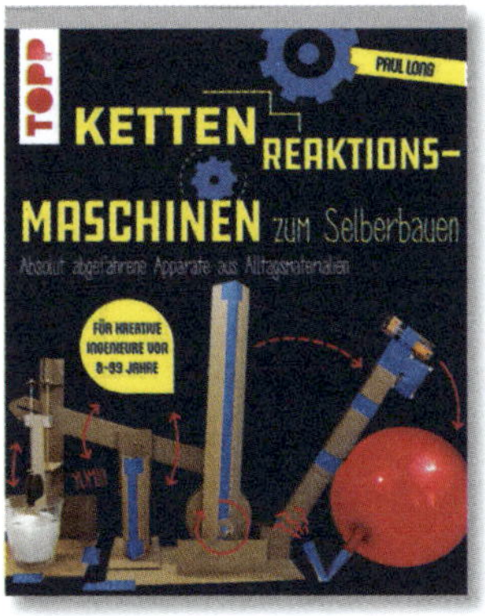

ISBN 978-3-7724-5343-4

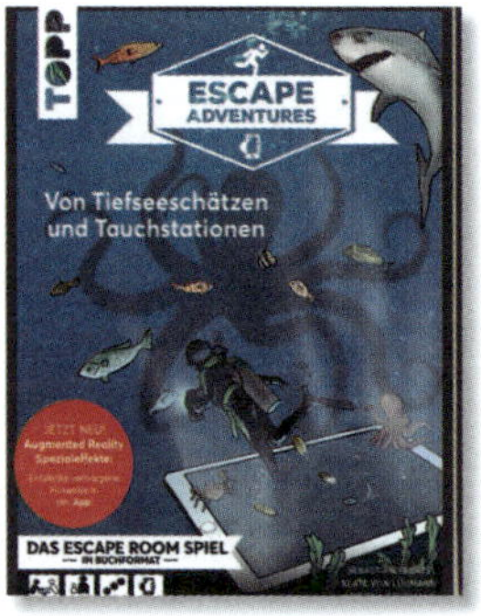

ISBN 978-3-7724-4531-6

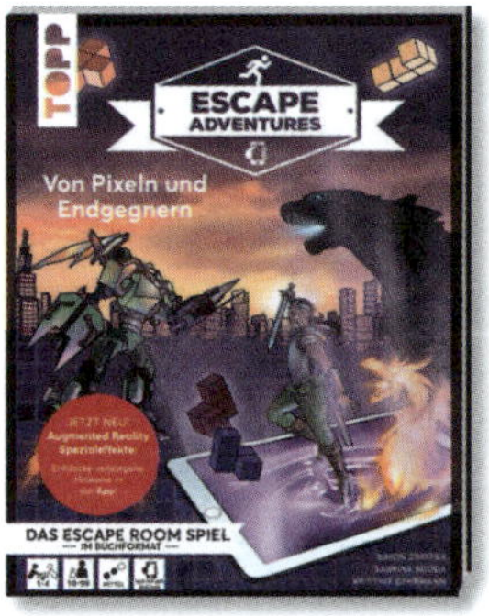

ISBN 978-3-7724-4532-3

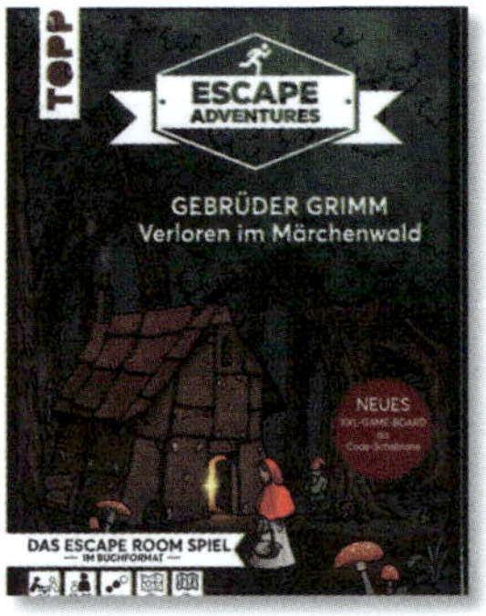

ISBN 978-3-7724-4996-3

Viele weitere Kreativ-Bücher findest du auf www.TOPP-kreativ.de

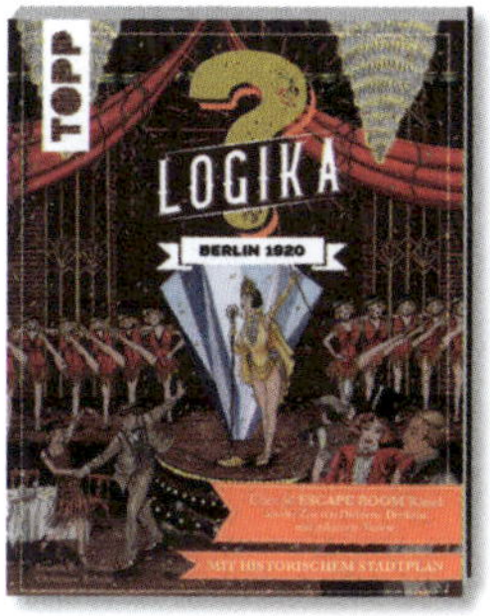

ISBN 978-3-7724-4534-7

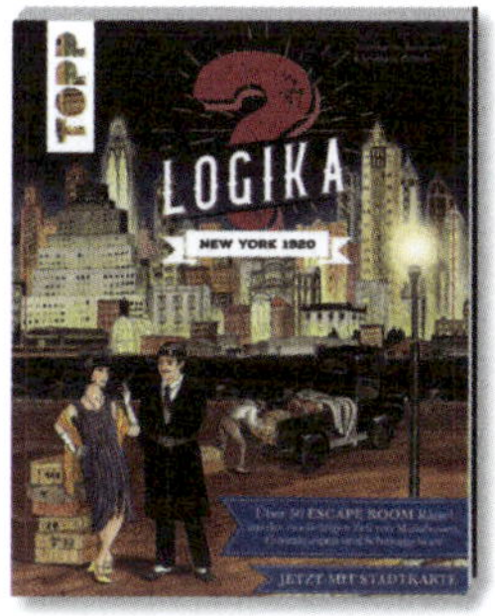

ISBN 978-3-7724-4994-9

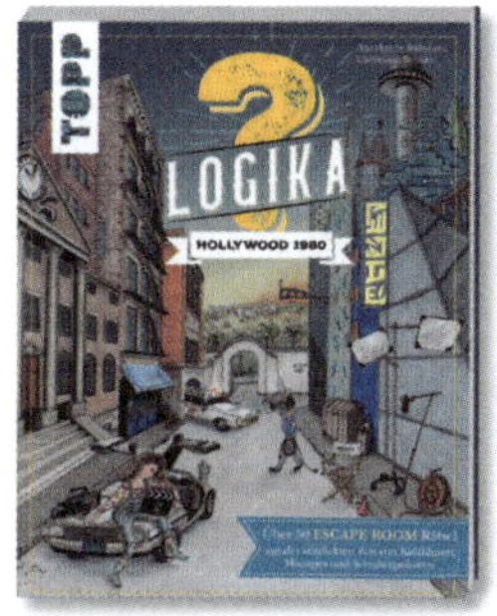

ISBN 978-3-7724-4975-8

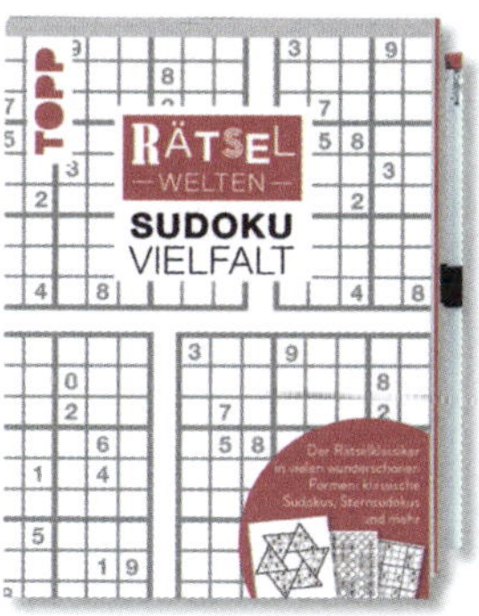

ISBN 978-3-7724-4535-4

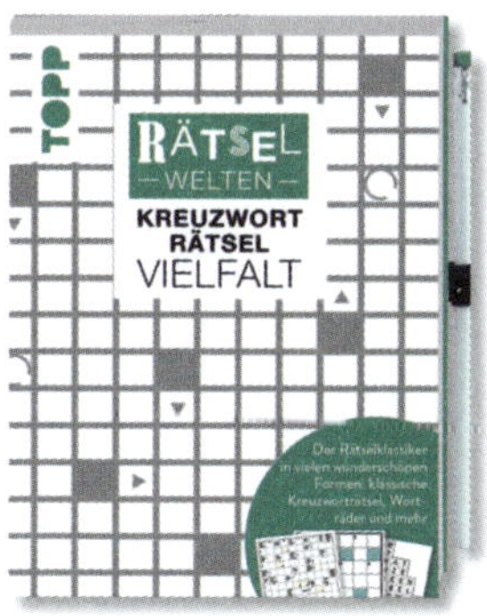

ISBN 978-3-7724-4536-1

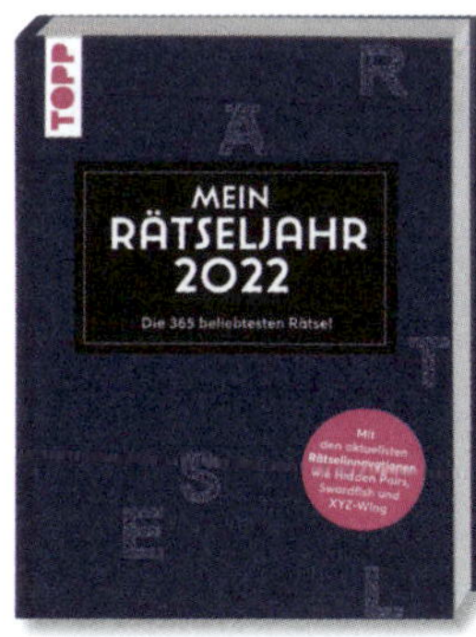

ISBN 978-3-7724-4558-3

Wer wir sind, wie wir arbeiten, was wir lieben …

Auf Instagram, Facebook und Pinterest findest du mehr über uns und unsere Arbeit und wirst immer schnell und einfach mit den neuesten Infos versorgt.

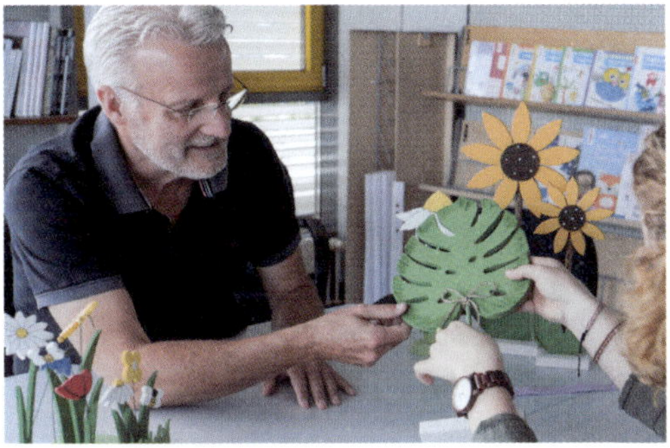

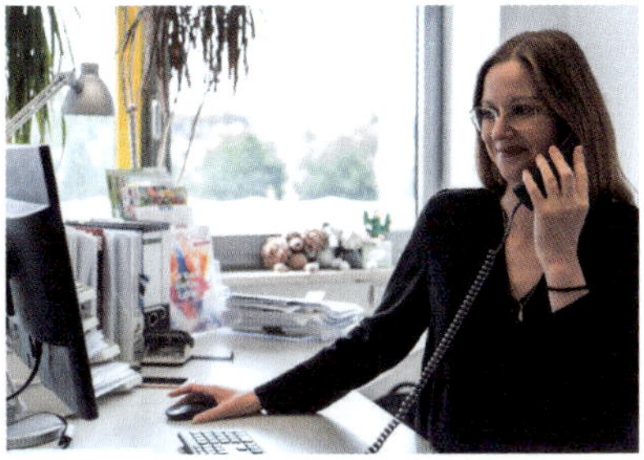

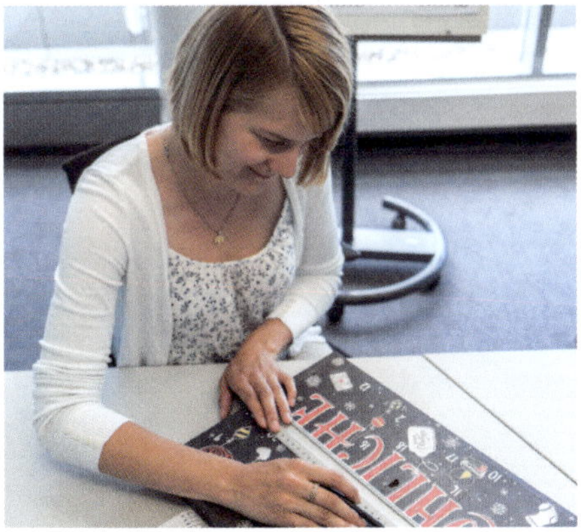

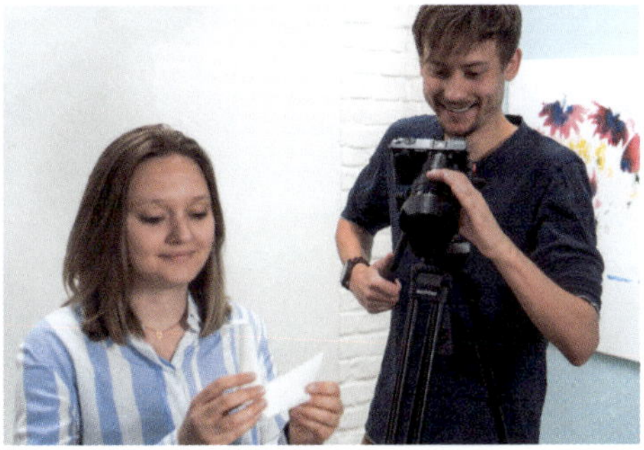

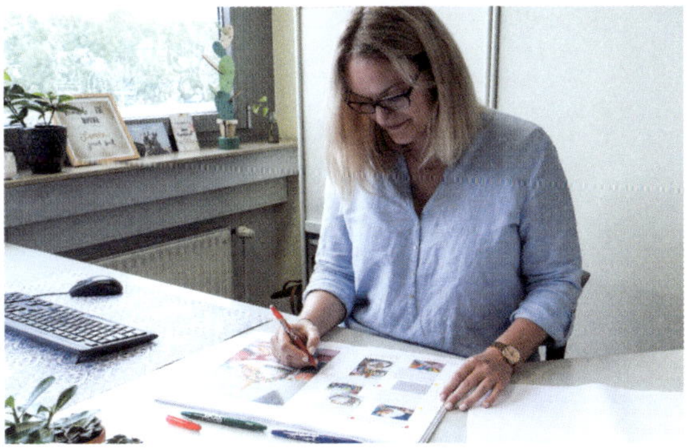

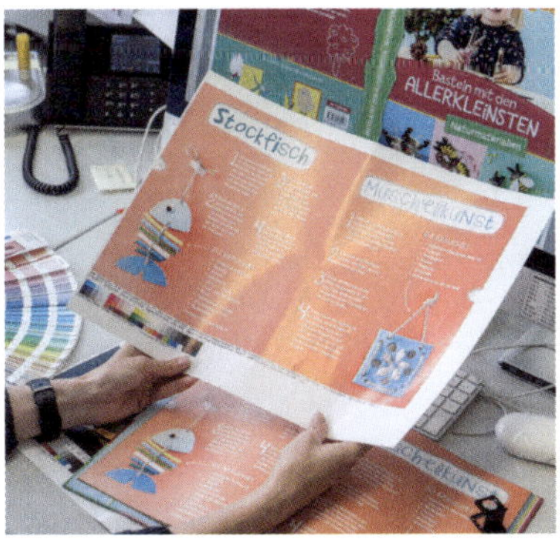

Alle News, alle Infos und alle Links findest du auf www.TOPP-kreativ.de

Die Zahlen und Fakten für die Rätsel und Infos sind entnommen aus: Polizeiliche Kriminalstatistik Bundeskriminalamt 2019 Version 2.0, Stand: April 2020

Buch zum Podcast „5 Minuten vor dem Tod“ des SWR in Zusammenarbeit mit der SWR Media Services GmbH

FOTOS: S. 138 (Luisa Bleich): privat; S. 138 (Joost Schmidt): privat; U4: Christoph Müller
RECHERCHE: Joost Schmidt
STORYS: Luisa Bleich
AUDIO-AUFNAHMEN: Joost Schmidt, Luisa Bleich
RÄTSELTEXTE: Joost Schmidt, Luisa Bleich
RÄTSELKONZEPTION: Philipp Wirthgen, Freiburg
ILLUSTRATIONEN: Peter Guckes, Berlin, peterguckes.de
LEKTORAT UND PRODUKTMANAGEMENT: Stephanie Iber
COVERGESTALTUNG: Eva Grimme unter Verwendung eines Fotos von Shutterstock/zef art
LAYOUTENTWURF UND SATZ: DOPPELPUNKT, Stuttgart
HERSTELLUNG: Katrin Röhlig
DRUCK UND BINDUNG: PNB Print Ltd, Lettland

1. Auflage 2021

ISBN 978-3-7724-4555-2 Best.-Nr. 4555